ELKE LOPES

Esoterische Steinheilkunde

Band 1:

Gesund bleiben mit Heilsteinen
und den Fünf Elementen

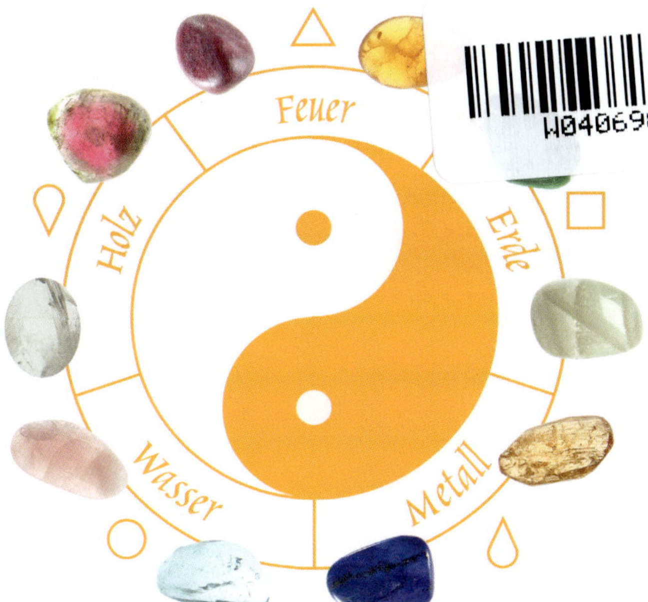

NEUE ERDE

Hinweis des Verlages
Die in diesem Buch gemachten Aussagen und Empfehlungen können die professionelle Hilfe von Ärzten oder Heilpraktikern nicht ersetzen. Die Autorin hat nach bestem Wissen und Gewissen recherchiert. Sie gibt den neuesten Wissensstand bei der Veröffentlichung der Originalausgabe wieder. Eine Haftung der Autorin, des Verlages oder seiner Beauftragten für etwaige Personen-, Sach- oder Vermögensschäden ist ausgeschlossen.

1. Auflage 2009

Elke Lopes
Esoterische Steinheilkunde 1

Titelseite:
Foto: Ines Blersch
Gestaltung: Dragon Design, GB

Satz und Gestaltung:
Dragon Design, GB
Gesetzt aus der Rotis Serif und Sans Serif

Gesamtherstellung: Fuldaer Verlagsanstalt GmbH, Fulda

Printed in Germany

ISBN 978-3-89060-523-4

Neue Erde GmbH
Cecilienstr. 29 · 66111 Saarbrücken · Deutschland · Planet Erde
www.neue-erde.de

Warum »Esoterische« Steinheilkunde?

Der Begriff »Esoterik« ist leider vielfach in Mißkredit geraten, im Grunde bedeutet er aber nichts anderes als »die innere Sicht der Dinge«. Esoterik ist der Gegensatz zur Exoterik, da betrachtet man die Dinge von außen, man beschreibt, nimmt Maß, deutet das von außen Wahrnehmbare.

In der Esoterik ergründet man, was »die Welt im Innersten zusammenhält«, es ist das Nicht-Greifbare, die aus der Innenschau gewordene Erkenntnis.

Daher ist alles Esoterische auch so schwierig, wie soll man rein subjektive, von inneren Strebungen gefärbte Wahrnehmung von echter innerer Schau unterscheiden?

»An den Früchten sollt ihr sie erkennen!« – Diese »esoterische« Steinheilkunde beruht auf inneren Einsichten aus intensiver Beschäftigung mit den Steinen und ist zugleich vielfältig in der Praxis immer wieder angewendet und erprobt worden. Vieles ist nicht mit naturwissenschaftlichen Methoden begründbar, nicht aus rein äußerlicher Betrachtung nachvollziehbar, ist erst aus einer geistig-seelischen Verbindung mit den Steinen verständlich.

So gesehen, erschien uns der Begriff »Esoterische Steinheilkunde« – trotz der manchmal problematischen Assoziationen, die der Begriff weckt – als richtig und angemessen. Und so leisten wir hoffentlich auch einen Beitrag, das »Esoterische« wieder von seiner Anrüchigkeit zu befreien.

Der Verlag

INHALT

2. Teil des Behandlungsplanes:
DIE ELEMENTE

3. Teil des Behandlungsplanes:
ANWENDUNGSMETHODEN

Liebe Leserin, lieber Leser!

Mit diesem Buch versuche ich, komplexes Wissen auf eine einfache und damit für jedermann verständliche Ebene zu bringen, die nicht nur vom Kopf, sondern auch von unserem Gefühl aufgenommen werden kann.

Dieses Buch soll Menschen eine Hilfe sein, deren Probleme von der Schulmedizin noch nicht erkannt werden, weil sie unter die Früherkennungs-Anzeichen fallen, die der chinesischen traditionellen Medizin (TCM) jedoch seit Jahrhunderten dazu dienen, Maßnahmen zum Vorbeugen einzuleiten. Das erklärt die märchenhaft anmutende Tatsache, daß chinesische Ärzte ihre Patienten gar nicht erst krank werden lassen. Wirklich ein Märchen ist jedoch, daß wir z. B. die sogenannte Altersschwäche hinnehmen müssen.

Begriffe wie vegetative Dystonie, Neurasthenie, Rheuma, Allergien sind ein Komplex solcher Vorzeichen und werden von dem chinesischen Arzt genau bestimmt und zugeordnet. Andere Symptome der Früherkennung sind Schlafstörungen, Vergeßlichkeit, Konzentrationsmangel und die alljährliche Grippe, die genau so wenig sein muß wie Altersschwäche.

Unsere westliche Schulmedizin befaßt sich mit begreifbaren Dingen und chemischen Prozessen. Die östliche Schulmedizin befaßt sich mit physikalischen Energiephänomenen. Beide können sich ergänzen.

Mit diesem Buch können Sie anhand Ihrer Symptome erkennen, welche Krankheit sich anbahnt und wie Sie mit Nahrung und Edelsteinen vorbeugen können.

Wie bei allen alternativen Heilmethoden muß ich darauf hinweisen, daß Sie trotz Ihrer Selbsthilfe bei ernsthaften Beschwerden Ihren Arzt oder Heilpraktiker aufsuchen sollten.

EINFÜHRUNG

Ratschläge zur Anwendung des Buches

Zur Methode der Anwendung von Edelsteinen und Nahrung nach den Fünf Elementen

Um das uns fremde System der Elemente zu erfassen, ist es hilfreich, das ganze Buch zu lesen. Aber das ist nicht unbedingt notwendig. Ich habe versucht, trotz der Kompliziertheit ein Nachschlagewerk zu schaffen. Hilfreich zum Verständnis der Zusammenhänge sind alle einschlägigen Bücher, die sich mit den Fünf Elementen befassen und versuchen, sie zu erklären. Jedoch ist auch das nicht notwendig, um die Methoden dieses Buches anzuwenden.

1.Teil:

Sind Sie jung und Ihre Probleme einfach, dann können Sie mit dem 1. Teil Ihre Schwächen leicht ausgleichen: Yin- oder Yang-Schwäche? **Yin-Schwäche** heißt, es fällt Ihnen schwer, Pausen zu machen und die Dinge sich selbst zu überlassen.

Yang-Schwäche heißt, Ihnen fehlt die Kraft, das umzusetzen, was Sie gerne möchten, dann fehlt zu den Träumen die Tatkraft.

Chi-Schwäche: Stellen Sie fest, daß Sie mehr als fünf Symptome auf beiden Seiten der Yin- und Yang-Schwäche entdecken, dann suchen Sie im 2. Teil Ihre Therapieform. Ich empfehle Ihnen, zuerst einmal unter Chi-Schwäche im Element Erde nachzuschauen. Mit diesem Feld aus Aventurinen habe ich bei fast allen Problemen Erfolg, weil dieses Energiefeld die inneren Selbstheilkräfte aktiviert. Der chinesische Arzt sagt, wenn die Mitte heil ist, das ist die Mutter aller Energien, dann heilen auch die Kinder (Symptome). Mit der Nahrung jedoch halten Sie sich an die Empfehlungen Ihrer Symptome im Wechsel mit der Stabilisierung der Mitte wie bei Chi-Schwäche.

2.Teil:

Hier lernen Sie die Steine der Elemente kennen. Haben Sie vorwiegend immer in einem Element Probleme, dann finden Sie vielleicht Ihren besonderen Stein in Ihrem Element.

Sinn der Therapie in eigener Regie ist es, das Vorbeugen und frühes Erkennen zu lernen, um ernste Erkrankungen zu vermeiden. Andererseits ist diese Therapieform eine Hilfe, die Sie bei chronischen Krankheiten und auch schweren Erkrankungen therapiebegleitend anwenden können. Zum Beispiel stabilisieren Bergkristalle als Energiefeld geordnet die Schäden in dem Ätherkörper, die bei chemischen Behandlungen entstehen. Diese chemischen Behandlungen können die Vitalität schwer beeinträchtigen.

3.Teil:
Eine leicht zu erlernende Akupunktur mit Steinen hilft Ihnen weiter, wenn Sie zwar Besserung aber keine endgültige Heilung mit den vorgenannten Energiefeldern erreichen.

4. Teil:
Hier finden Sie eine Liste von Symptomen von A bis Z und dazu Legemuster aus – meist mehreren – Heilsteinen, mit denen Sie die Krankheiten behandeln können.

Unweigerlich stoßen Sie bei jedem Energieausgleich an Ihre Grenzen im emotionalen Bereich. Um diesen dreht es sich dann im zweiten Band der Esoterischen Steinheilkunde.

1. Teil des Behandlungsplanes:

Yin-, Yang- oder Chi-Schwäche

Einfache Energieleere ausgleichen

1. Yang-Schwäche = Antriebslosigkeit
2. Yin-Schwäche = die Unfähigkeit zur Entspannung
3. Chi-Schwäche = allgemeine Müdigkeit, die Reserven sind erschöpft

Einfache Zusammenhänge

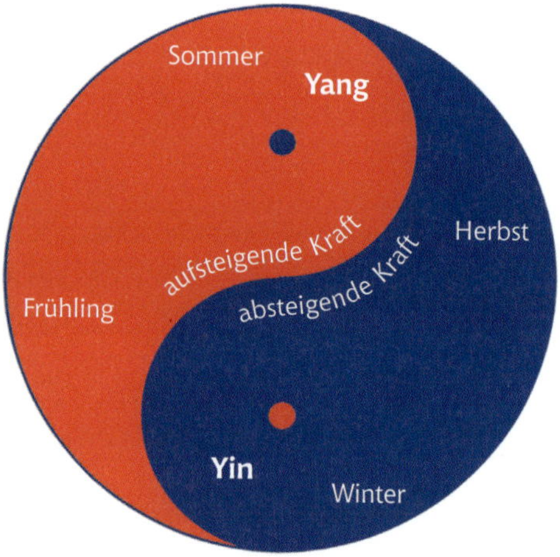

Die Elemente verstehen wir gut mit Hilfe der Jahreszeiten.

Yin und Yang

- ernähren einander
- kontrollieren einander
- verwandeln sich ineinander
- haben jeweils die Wurzel des anderen bereits in sich.

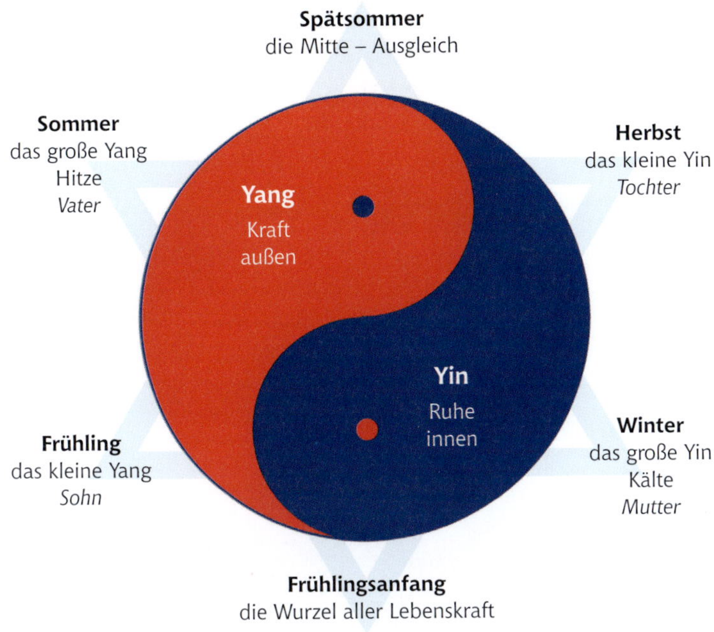

Das chinesische Yin-Yang-Symbol

zeigt uns sehr anschaulich im Kreislauf der Natur, welche Bedürfnisse jedem Lebewesen innewohnen. In der Winterruhe liegt die Wurzel der aufsteigenden Lebenskraft, genauso wie im Schlaf des Nachts die Wurzel für die Wachheit des Tages liegt. Wer nachts nicht gut schläft, ist tagsüber nicht mit allen Sinnen wach. Tiefe Ruhe ist nötig für das tatendurstige Erwachen am Morgen. Die Ruhe füllt alles wieder auf mit Lebenskraft, was sich erschöpft hat.

Das bewirkt die Kraft des Yin. Yin speichert alle Kräfte.

Umgekehrt bringt ein ausgefüllter Tag einen tiefen Schlaf mit sich. Wenn der Tag mit dem Einsatz der vollen körperlichen Kraft verbracht wurde, fühlt sich Geist und Körper abends wohlig müde.

Das bewirkt die Kraft des Yang. Yang gibt alle Kräfte aus.

So ernährt der Winter den Sommer, der Sommer den Winter, der Tag die Nacht, die Nacht den Tag, die Tat die Ruhe, die Ruhe die Tat.

Steine gleichen aus

Wir setzen Steine zum Ausgleich ein: beruhigende Steine bei Yin-Schwäche, aufbauende Steine bei Yang-Schwäche.

Zu dem Zweck sollten wir erst verstehen, was Yin und Yang bedeuten. Hier die typischsten Merkmale:

Yin	Yang
weiblich (feminin im Verhältnis zum eigenen Geschlecht)	männlich (maskulin im Verhältnis zum eigenen Geschlecht)
gefühlsbetont	willensstark
langsam	schnell
introvertiert	extrovertiert
besinnlich	tatkräftig
kalt	heiß
nachts müde	tags wach
dunkel	hell
Mond	Sonne
Winter	Sommer
Nacht	Tag
Innen	Außen

Yang-Schwäche

Yang-Schwäche: zu wenig Yang = zu viel Yin = Antriebslosigkeit

Yang	*Yang-Schwäche hat*
Tag	wer tagsüber müde ist
Hitze	wer viel friert
Gemeinschaft	wer sehr introvertiert ist
Bewegung	wer vor lauter Besinnlichkeit die Tat vergißt
Schnelligkeit	wer immer zu langsam ist
Wille	wer mehr gefühlsbetont als willensstark ist
Objektivität	wer sehr subjektiv urteilt
männlich	wer mehr weibliche Qualitäten hat

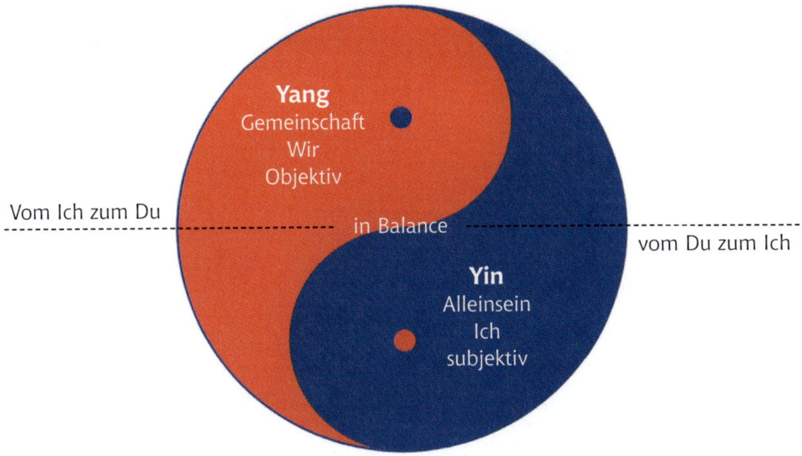

Unser Potential, unsere Erbenergie an Lebenskraft ist immer gleich. Wenn wir jedoch diese Kraft ungleich verteilen, kommt es zu einer Energieverschiebung im Körper. Ist zu viel Energie im Yin-Bereich und deshalb zu wenig im Yang-Bereich, dann spricht man von einer Yang-Schwäche.

Wenn Sie der Meinung sind, das trifft auf Sie zu, dann prüfen Sie an nachfolgend aufgeführten Symptomen, ob es wirklich zutrifft.

Symptome der Leere und der Kälte

1. Leere-Symptome	
Gesichtsfarbe	blaß bis grau
Zunge	groß im Verhältnis zum Gesicht, dann ist sie aufgedunsen
Problemseite	ist meist links
Puls	langsam, schwach
Schmerzen	werden durch Massage oder Druck besser

2. Kälte-Symptome	
Lippen	blaß
Zungenbelag	feucht
Durst	kein Verlangen
Urin	viel und hell
Stuhl	Neigung zu Durchfall
Gliedmaßen	kalt

Sonstige Symptome

- Müdigkeit bis zur Antriebslosigkeit
- Konzentrationsmangel und Vergeßlichkeit
- Heißhunger – evtl. auf Süßes
- Häufiges Frieren bis zur Erkältungsanfälligkeit
- Verdauungsprobleme – Neigung zu Durchfall oder Verstopfung
- Kalte Extremitäten
- Neigung zu Übergewicht durch Wasseransammlungen, Ödeme
- Abneigung gegen Kälte und kalte Jahreszeiten
- Schleimbildungen
- Kopfschmerzen, die sich dumpf anfühlen
- Schweregefühle des Körpers, Unlust
- Neigung zu Depressionen (nicht gelebter Ärger und sonstiger Gefühle)

Emotionales zum Thema Yang-Schwäche

Menschen mit Yang-Schwäche sind »Möchtegerne« – voller Träume, was wäre, wenn...

Aber ihnen fehlt die Kraft, die Wünsche in die Tat umzusetzen, oder sie brauchen zu lange, und die Zeit läuft ihnen davon. Der Zug ist immer schon abgefahren. Oder sie sind so in die Gespräche über all die Möglichkeiten vertieft, daß sie nicht merken, wie der Tag vergeht.

Ruhe und Stillhalten ist Ausdruck der Kraft des Yin
Tatkraft ist Ausdruck der Kraft des Yang

Wenn das Stillhalten überwiegt, fehlt die Tatkraft, Wünsche zu verwirklichen. Menschen mit Yang-Schwäche haben mehr Wünsche offen als ihnen in Erfüllung gehen. Sie haben das Gefühl, zu kurz zu kommen, deshalb drehen sich ihre Wünsche meist um die eigene Person.
Sie fühlen sich schnell vernachlässigt oder ungerecht behandelt. Sie möchten gern von anderen beachtet und vielleicht auch versorgt werden.

Sie geben schnell Verantwortung an andere ab, beschweren sich jedoch ebenso schnell, in ihrer Entfaltung gehindert zu werden.

Es fehlen ihnen die Kraft und damit der Mut, ihr Leben selbst in die Hand zu nehmen. Tun sie das jedoch, sind die Grenzen klar umrissen und dürfen nicht verletzt werden. Sie fühlen sich im geschützten Raum einer festgelegten Ordnung wohl und sind innerhalb dieser Regeln treue, zuverlässige Mitarbeiter.

Sie brauchen viel Anerkennung und nehmen ihren Geburtstag und Geschenke sehr wichtig.

Tief im Inneren fühlen sie sich zu gut für diese Welt.

Männer fühlen sich schnell verunsichert, und Frauen neigen schnell zu Tränen, wenn sie ihrer festen Grenzen beraubt werden. Sie sind keine Abenteurer.

Sie interessieren sich für Gemeinschaft der Geselligkeit wegen.

Da sie nach Anerkennung geradezu süchtig sind, reagieren sie überempfindlich und nehmen Dinge sehr persönlich. Hier kommt das im rechten Maß Subjektive des Yin krankhaft und negativ zum Tragen.

Es fällt ihnen schwer, objektiv zu sein, denn Yin ist die Kraft im Kleinen, im engeren Kreis, etwa in der Familie. Deshalb sind ihre Grenzen in jeder Hinsicht eng um einen kleinen Bereich gesteckt, und es ist folglich gar nicht möglich, über die Grenzen zu blicken, Weitblick zu haben und objektiv zu sein. Die Kraft des Yang, z. B. vertreten durch Objektivität und der Fähigkeit des Überblickes fehlt ganz einfach. Zu viel Yin engt ein.

Die dem Yin eigene Gabe der Empfindsamkeit verstecken sie hinter Barrikaden von Tränen, Selbstmitleid und Freundlichkeit um jeden Preis – um sich keine Kritik einzuhandeln.

Aus dieser Haltung erwächst neue Antriebslosigkeit – ein Teufelskreis, der schwer allein zu durchbrechen ist. Es bedarf der Öffnung zur Gemeinschaft, nach außen, zu anderen hin; den Blick nach außen richten und Teilhabe an dem, was um uns herum geschieht. Für jemanden sorgen, heilt die Ängste des yang-schwachen Menschen.

Eine vernünftige Therapie ist Bewegung. Bewegung ist der Antrieb für die erlahmten Yang-Kräfte. Sind die Yang-Kräfte geweckt, ist Antrieb da.

Gewöhnlich macht es jedoch die »Faulheit« und Antriebslosigkeit unmöglich, den Anlauf zu nehmen für Jogging, Gymnastik oder sonstige »Ingang-Kommens-Methoden«.

Yin und Yang sind Gegensätze

Großes und kleines Yin und Yang

Yin – das grosse Yin Blut, Körpersäfte und Substanz	Yang – das grosse Yang Energie und Wärme
Das große Yin ist:	*Das große Yang ist:*
Element Wasser, keltisch Erde	Element Feuer
Mutter	Vater
Norden	Süden
Kälte	Mittag
Nacht	Hitze
Stille	Souveränität
Merkur	Mars
Schwarz, Dunkelblau	Rot
salzig	bitter
Sanftheit	Lachen
Güte	Freude
	Lust

Yin – das kleine Yin Aufgabe: Kraft speichern und erhalten	Yang – das kleine Yang Aufgabe: Abwehr bilden
Das kleine Yin ist:	*Das kleine Yang ist:*
Element Metall, keltisch Wasser	Element Holz, keltisch Luft
Tochter	Sohn
Westen	Osten
Trockenheit	Morgen
Abend	Wind
Bescheidenheit	Bewegung
Venus	Jupiter
Weiß	Grün
scharf	sauer
Tugend	Tatkraft
Loslassen	Ärger
	Neugier

Was bedeuten diese Zuordnungen?
Wenn wir in den Süden fahren, tanken wir Yang, wenn wir in den Norden fahren, tanken wir Yin. Von unserer Beziehung zum Vater sollten wir Yang, von der Mutter Yin bekommen. Wind regt unser kleines Yang an, ein Sonnenuntergang das kleine Yin. Ärger ist Ausdruck von überschüssigem Yang, wenn ich grün im Gesicht bin, unterdrücke ich Ärger. Wenn ich weiß im Gesicht bin, krankt das kleine Yin. Wenn mir Güte fehlt, fehlt mir Yin, wenn mir Tatkraft fehlt, fehlt mir Yang. Rot regt Yang an, schwarz regt Yin an usw. Wenn Sie sich aufmerksam beobachten, können Sie bereits anhand dieser Tabelle Vorlieben, das sind Stärken, oder Abneigungen, das sind Schwächen, feststellen.

Yin-Schwäche

Yin-Schwäche: zu wenig Yin = zu viel Yang = Schwäche der Entspannung

Yin	*Yin-Schwäche hat*
Nacht	wer nachts nicht schlafen kann
Kühle	wer Hitzewellen hat und wem schnell heiß wird
Alleinsein	wer sehr extrovertiert ist
Ruhe	wer vor lauter Tatkraft die Ruhepausen vergißt
Bedachtsamkeit	wer schnelle Bewegungen hat
Gefühl	wer mehr willensstark als gefühlsbetont ist
weiblich	wer eher männliche Eigenschaften hat

Unser Potential, unsere Erbenergie an Lebenskraft ist immer gleich. Wenn wir jedoch diese Kraft ungleich verteilen, kommt es zu einer Energieverschiebung im Körper. Ist zu viel Energie im Yang-Bereich und zu wenig im Yin-Bereich, dann spricht man von einer Yin-Schwäche.

Wenn sie der Meinung sind, das trifft auf Sie zu, dann prüfen Sie an nachfolgend aufgeführten Symptomen, ob es wirklich stimmt.

Symptome der Fülle und der Hitze

1. Füllesymptome	
Gesichtsfarbe	rötlich bis rot
Zunge	klein, schmal im Verhältnis zum Gesicht, dann ist sie voller Spannung
Problemseite	ist meist rechts
Puls	schnell, voll
Schmerzen	werden auf Druck schlimmer

2. Hitzesymptome	
Lippen	rot, trocken
Zungenbelag	trocken
Durst	viel Durst
Urin	wenig, gelb
Stuhl	Verstopfung
Gliedmaßen	heiß

Sonstige Symptome

- Schlafstörungen
- Aufsteigende Hitze
- Schwindelgefühle
- Ungeduld und Nervosität
- Hyperaktivität
- Schweißausbrüche
- Kopfschmerzen, seitlich und tagsüber
- Neigung zu Verstopfung
- Koliken
- Abneigung gegen Hitze
- Neigung zu Übergewicht: Fettpolster, gewöhnlich sind Yin-Schwache schlank
- Erröten

Emotionales zum Thema Yin-Schwäche

Menschen mit Yin-Schwäche sind »Workaholics«, das ist der englische Ausdruck für Arbeitssüchtige.

Bewegung und Dynamik sind Ausdruck der Yangkraft
Ruhe und Stillehalten ist Ausdruck der Yinkraft

Viel Bewegung kann körperlich süchtig machen. Übergeht man den sogenannten Tiefpunkt, schüttet das Gehirn Endorphine aus, die Morphinen ähneln und süchtig machen. Auch Jogger, Bergsteiger und Sportler können süchtig werden. Was dann passiert, ist, daß das Yin im Körper verschwindet.

Ein Yin-Schwacher kann keine Pausen machen, ohne wenigstens Pläne zu schmieden. Er wird alle Pläne mit wachsender Begeisterung in die Tat umsetzen wollen ohne Rücksicht auf Verluste.

Er ist sich innerlich klar darüber, was er vorhat und will es durchsetzen. Meistens hat er ein Ziel, an dem andere Menschen teilhaben können, da er innerlich einsam ist. Er ist einsam, weil er vor sich selbst davonläuft. Er lenkt von sich ab. Das ist der Grund, warum seine Ziele oft die Vereinigung von Menschen einbeziehen. Er wird deshalb oft sichere Arbeitsplätze für viele Menschen schaffen können, aber seine Familie vernachlässigen, denn das große Ziel hat immer Vorrang. Seine unstillbare Begeisterung verleiht ihm Flügel, aber das ungezügelte Feuer kann ihn innerlich verbrennen. Da er Gefühle und Bedürfnisse nicht beachtet, überfordert er gern andere und sich selbst und findet sich dann in einem Teufelskreis, denn er hat das Gefühl, er müsse alles selber machen und würde immer alleingelassen.

Das Alleinsein macht ihm Angst, diese Angst wird verdrängt, auch die Angst vor anderen Menschen, die ihn daran erinnern könnten, daß es Bedürfnisse gibt. Er hat kein Vertrauen in die Welt, ist aber zu stolz, das zuzugeben. Aus diesem Zustand kommt das Gefühl, alles selbst machen zu müssen.

Er ist deshalb auch unter vielen Menschen immer ein Einzelgänger und benutzt die Aktivität als Flucht vor der inneren Ruhelosigkeit und Einsamkeit. Da er »objektiv« ist, verleugnet er die subjektiven Bedürfnisse, die gefühlsmäßige Nähe zu Menschen.

Da er die Fähigkeit zum Überblick hat, gibt er nicht gerne nach. Seinem Naturell nach kann er das Andersartige des Yin weder verstehen noch akzeptieren.

Er neigt schnell dazu, zu meinen, sein Wille soll geschehen, denn er habe den Durchblick. Er kennt keine Grenzen.

Gefühlsduselei ist ihm fremd. Seine Angst und Vertrauensverlust verbirgt er hinter Gefühlskälte. Wenn er Gefühle zeigt, dann meistens Wut. Da er keine Grenzen kennt und Wahrheit ausschließlich in der Objektivität sucht, explodiert er bei allem, was für ihn Begrenzung bedeutet.

Seine Tendenz zum Rückzug, sich zu isolieren, ein Einzelgänger unter vielen Menschen zu sein, gleicht er durch seine Arbeit für die Vereinigung der Menschen aus, was seinem innersten und unerfüllten Wunsch entspricht. Seine Isolation ist seine Flucht vor der Wirklichkeit, vor dem »Ich bin im Hier und Jetzt«.

Die Barrikaden seiner Isolation baut er mehr oder weniger bewußt auf mit Überheblichkeit, Hysterie, Wutanfällen und innerer Geistesabwesenheit.

Die vernünftige Therapie ist Atmen. Jede Atemübung, die die innere Ruhelosigkeit zum Stillstand bringt, ist geeignet. Meistens ist ein Yin-Schwacher jedoch zu ungeduldig, um sich zu solchem »Firlefanz« hinzusetzen.

Treffen fünf oder mehr Symptome auf einer Seite zu, dann handelt es sich um die jeweilige Schwäche. Das Ergebnis trifft oft bei jungen Menschen zu.

Sind auf beiden Seiten fünf oder mehr Symptome zutreffend, handelt es sich um eine Chi-Schwäche, deren Beschreibung und Behandlung Sie ab Seite 33 finden.

Symptom-Fragebogen

Kreuzen Sie Ihre Symptome an:

Yinschwäche		Yangschwäche	
männlich (Ihr Geschlecht)	○	weiblich (Ihr Geschlecht)	○
willensstark	○	gefühlsbetont	○
schnelle Bewegungen	○	langsame Bewegungen	○
tatkräftig	○	besinnlich	○
Vorliebe für kalte Getränke	○	Vorliebe für warme Getränke	○
Vorliebe für Kälte	○	Vorliebe für Hitze	○
Gesicht rötlich bis rot	○	Gesicht blaß, grau	○
Zunge klein, schmal	○	Zunge groß, gedunsen	○
Problemseite rechts	○	Problemseite links	○
Puls pochend, schnell	○	Puls langsam, schwach	○
Lippen rot	○	Lippen blaß	○
Zungenbelag wenig	○	Zungenbelag dick	○
viel Durst	○	wenig Durst	○
wenig, gelber Urin	○	viel, wasserheller Urin	○
Verstopfung	○	Durchfall	○
Hände heiß	○	Hände kalt	○
Schlafstörungen	○	Schlafsucht	○
aufsteigende, innerliche Hitze	○	kalte Gliedmaßen	○
erröten	○	Vergeßlichkeit	○
Schwindelgefühle	○	Antriebslosigkeit	○
Ungeduld, Nervosität	○	Heißhunger, evtl. auf Süßes	○
Hyperaktivität	○	Schleimbildungen	○
Schweißausbrüche	○	Schweregefühl	○
Koliken	○	Unlust	○
wenn Neigung zu Übergewicht: Fett Gewöhnlich schlank	○	bei Neigung zu Übergewicht: Ödeme und Wasseransammlungen	○
Kopfschmerzen:	○	*Kopfschmerzen:*	○
Tagsüber seitlich, sonst nur nachts	○	Tagsüber, durch Müdigkeit schlimmer	○
brennende Hitze mit Wunsch nach Kälte	○	Kälte mit Wunsch nach Wärme	○
schwach versteckt (Blutdefizit)	○	chronisch	○

Balance

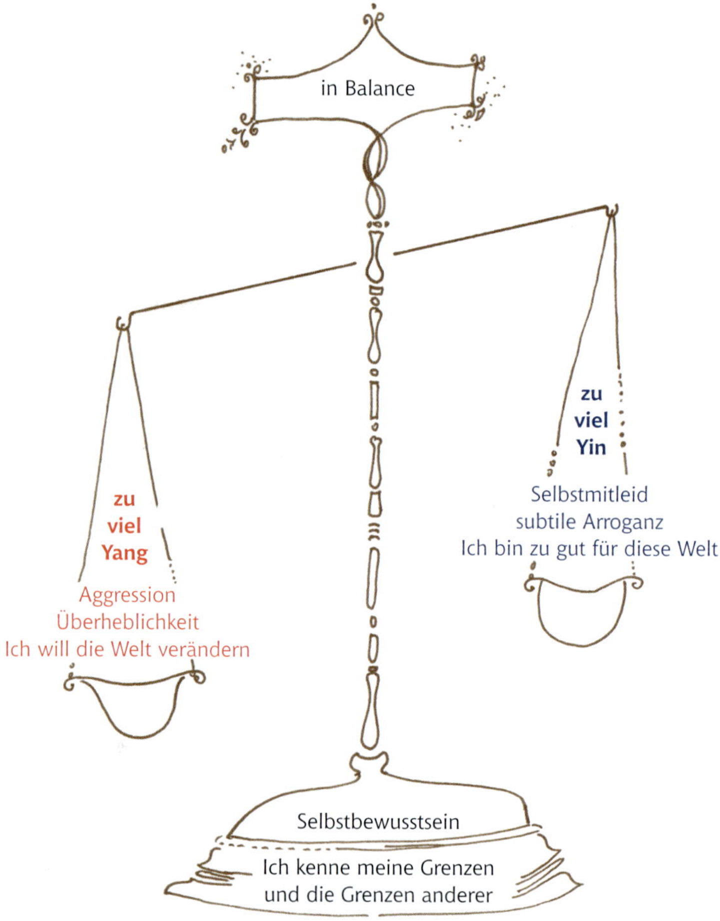
in Balance
zu viel Yang
Aggression
Überheblichkeit
Ich will die Welt verändern
zu viel Yin
Selbstmitleid
subtile Arroganz
Ich bin zu gut für diese Welt
Selbstbewusstsein
Ich kenne meine Grenzen
und die Grenzen anderer

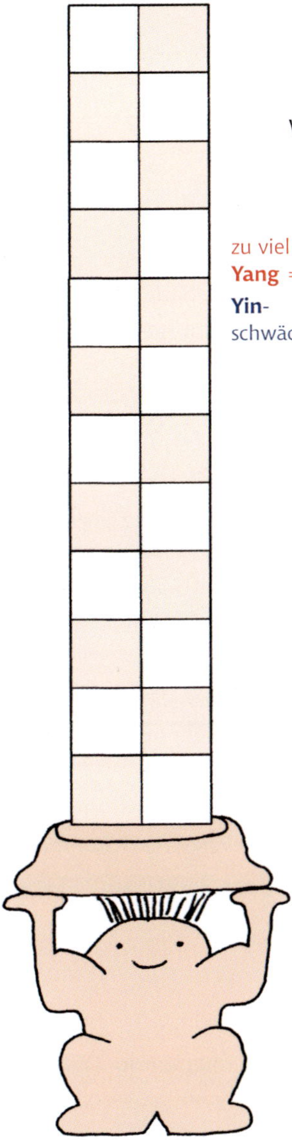

Diagnosehilfe

Wo haben Sie die meisten Kreuze?

zu viel **Yang** = **Yin**-schwäche

zu viel **Yin** = **Yang**-schwäche

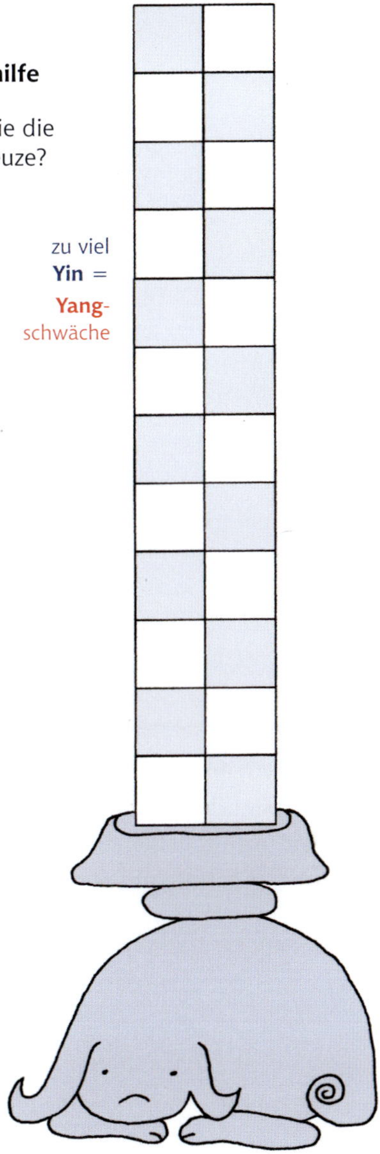

Sind Sie ein Yang-Typ oder Yin-Typ?

Energiefelder aus Edelsteinen

Energiefelder (aus Edelsteinen) gegen Yang-Schwäche
Zur Behebung der Yang-Schwäche haben Sie zwei Möglichkeiten: Entweder lassen Sie sich von jemanden massieren, wie auf den nächsten Seiten beschrieben, oder Sie legen sich täglich oder nach Bedarf ein Energiefeld aus einem der folgend beschriebenen Steine.

Bergkristall ist ein wunderbarer Universalstein, um fehlende Energien auszugleichen. Das tut dieser Stein mit solcher Stärke, daß Menschen mit schwachem Herzen und Neigung zu Herzinfarkt keinen Bergkristall verwenden sollten. Statt dessen können Sie den

Rosenquarz nehmen. Rosenquarz hat die Kraft des erwachenden Samens, der zu keimen, zu leben beginnt.

Achat gehört wie die beiden anderen Steine, Bergkristall und Rosenquarz, zur Quarzfamilie. Er gibt außer Kraft auch noch Wärme und Erdung. Menschen mit fehlendem Yang frieren oft und viel. Da sie selbst schon viel Kälte in sich haben, sind sie anfällig gegen Kälte von außen. Sie reagieren mit Erkältung, was ja im eigentlichen Sinn aus Notwehr geschieht, als Erhitzung bis zum Fieber.

Sie brauchen zehn etwa gleich schwere Brocken, zwischen 30 - 50 g und zwei größere 40 - 70 g.

Legen Sie die Steine etwa 15 cm von Ihrem Körper entfernt neben jedes Gelenk. Gelenke sind die beweglichen Teile unseres Körpers. Da Bewegung zur Tatkraft gehört, können Sie über diese Zonen stärkend auf das gesamte Körpersystem einwirken.

Dieses Energiefeld stärkt in erster Linie den Äther- und/oder Vitalkörper.

Liegen sie so 20 Minuten – nicht länger!! – und entspannen Sie sich. Sollte Ihnen das, was dadurch ausgelöst wird, unangenehm sein, stimmt vielleicht der Abstand nicht. Probieren Sie einen weiteren Abstand. Jedoch ist es ganz normal, daß körperliche Empfindungen wie Hitze, Kälte, Druck oder sogar Schmerzen auftreten. Ihre Vitalität wird angeregt und staut sich an Blockaden. Deshalb entsteht hier Druck, der sich

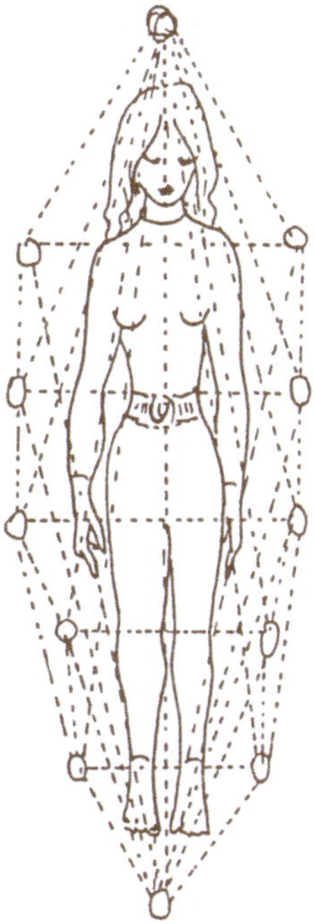

Energiefeld
Yang stärkend

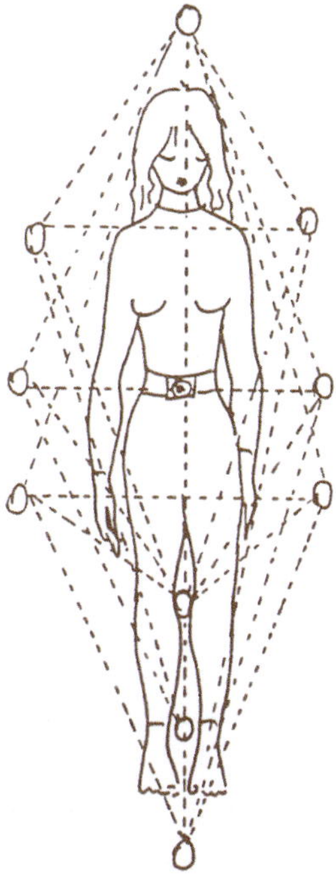

Energiefeld
Yin stärkend

Wenn Sie Kristalle verwenden, müssen alle Spitzen in eine Richtung zeigen, vom Fuß aufwärts Richtung Kopf. Auch der über dem Kopf soll in die gleiche Richtung zeigen.

verschieden bemerkbar machen kann. Gewöhnlich ist das nach fünf Minuten vorbei. Achten Sie dabei auf Ihre Gedanken, Gefühle und Körperreaktionen. Diese haben meist etwas mit jenen Problemen zu tun, die gerade berührt werden.

Energiefeld (aus Edelsteinen) gegen Yin-Schwäche

Bei Yin-Schwäche nehmen Sie statt der oben genannten Steine den Lepidolith, auch als Lithiumglimmer bekannt. Es gibt ihn in blättriger auskristallisierter Form oder amorph als Gesteinsbruch. Beide Möglichkeiten sind gleichrangig gut. Jeder Stein der zehn gleichen sollte etwa 30 - 50 g wiegen, die beiden größeren für oben und unten zur Ausrichtung des Energiefeldes auf die ätherische Wirbelsäule sollten zwischen 40 - 70 g wiegen. Legen Sie wie oben beschrieben je einen der kleineren Steine etwa 15 cm neben jedes Gelenk, die unteren jedoch neben Knie und Knöchel zwischen Ihre Beine, die zwei größeren ungefähr 30 cm über Kopf und unter Füße. Liegen Sie hier auch 20 Minuten. Entspannen Sie sich, beobachten Sie, was im Körper und mit der Atmung geschieht, das hilft Ihnen in Ihrer Mitte und bei sich zu bleiben, ohne Pläne zu schmieden und damit aus dem Hier und Jetzt zu fallen. Falls die Gedanken nicht zur Ruhe kommen, hilft ein opaker Saphir zwischen den Augenbrauen auf der Stirn. Er entspannt in tiefer Entspannung Ihr Gemüt.

Yin-Ausgleichsmassage

mit einem Cacoxenit oder Amethyst

Der Cacoxenit ist meist einem Amethysten beigemengt. Da er schwer zu bekommen ist, tut es auch ein Amethyst. Beide haben beruhigende und stärkende Wirkung, d. h. sie gleichen aus. Der Cacoxenit jedoch verstärkt die beruhigende Wirkung des Amethysts nochmals. Das wesentliche am Amethyst ist seine Farbe. Ihn umgibt eine goldene Aura, die in der Lage ist, Energien zu transformieren, d. h. Energien in ihren ursprünglichen Zustand zurückzuversetzen, von Belastungen zu befreien. Eine Amethystmassage gibt einem das Gefühl der Geborgenheit, die man hatte, als man noch ein unbeschwertes Kleinkind war.

Die Kombination beider Minerale hat beruhigende, aber stärkende Wirkung. Er wirkt direkt auf das zentrale Nervensystem. Cacoxenit regt die Geweberegeneration an und schützt deshalb den Körper vor Strahlen jeder Art. Dies ist auch bei Amethyst der Fall, der bevorzugt als Massagestein eingesetzt wird.

Eine Yin-Ausgleichsmassage kann Ihnen die notwendige innere Ruhe verschaffen, wenn Sie jemanden haben, der sie Ihnen gibt. Das würde Ihre Unnahbarkeit mildern. Zur Not kann man die Yin-Ausgleichsmassage an selbst ausführen, es fehlt dann jedoch der wesentliche Teil des sich Fallenlassens. Dann wäre ein Lepidolith-Energiefeld besser.

Die Massage-Richtung

Die Yin-Energie bekommen wir von unserer Mutter Erde. Dementsprechend fließt sie über den Kontakt mit ihr über die Fußsohlen sanft über und durch alle empfindsamen Innenflächen.

Wir massieren von unten nach oben:

- von den Zehen über die Fußsohle
- zu den Innenseiten der Beine
- über den Bauch – innerhalb der Hüften, die gehören zum Yangbereich
- über die Brust bis zu den Innenseiten der Arme ohne Schultern
- bis zu den Handinnenflächen
- über die Finger bis zu den Fingerkuppen.

Das ist die Fließrichtung aller sanften Yin-Energien, die über die yin-führenden Meridiane folgende Organe mit weiblicher Energie versorgen:

Niere – Leber – Herz – Milz und Bauchspeicheldrüse – Lunge. Diese Organe haben die weibliche Aufgabe, Energie, Flüssigkeit und thermische Verhältnisse für die Substanzerhaltung zu bewahren.

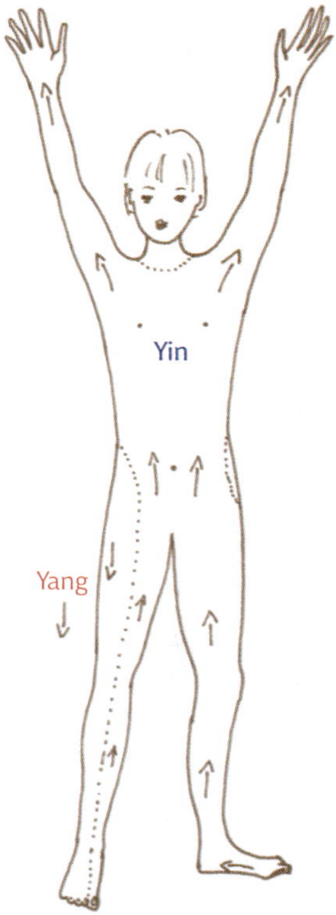

Yin-Ausgleichsmassage

von Fußsohle
zu Handinnenflächen

Die Massage

Massieren Sie, indem Sie einen handlichen Stein zwischen Daumen und Zeigefinger nehmen. Die anderen Finger strecken Sie wie Antennen weg. Diese Handhaltung nennt man Lotos, eine Runenhaltung, die verhindert, daß der Massierende an Energie verliert oder Krankheiten übernimmt. Beides sind Gefahren einer intuitiven, konzentrierten Massage.

Massieren Sie mit kleinen Strichen, langen Strichen, in Kreisen oder Punkten den ganzen Yin-Bereich von den Fußsohlen anfangend in oben angegebener Reihenfolge flächendeckend in der Fließrichtung der Yin-Energie. Folgen Sie Ihrem Einfühlungsvermögen, dann sind Sie gut beraten.

Yang-Ausgleichsmassage

mit einem Amethyst

Der Amethyst gehört zur ganz engen Quarzfamilie wie Bergkristall, Rosenquarz und Citrin. Der Quarzgehalt im Amethyst ist es, der die aufbauende Wirkung auf unsere Lebenskraft ausmacht. Alle Quarze stärken die Lebenskraft. Die violette Farbe hat die Kraft der Transformation – d. h. belastende Spannungen des Körpers können abgebaut werden, fremde Energien, die Ihre überlagern, werden gelöscht und das, was man so allgemein schlechte Energie, Miasmen, tote Orgon-Energie, psychischen Äther u. a. nennt, wird gereinigt und bekommt seinen ursprünglichen, urteilsfreien Gehalt wieder.

Der Amethyst ist der »Meister Propper« unter den Edelsteinen. Er reinigt alles, womit er in Berührung kommt.

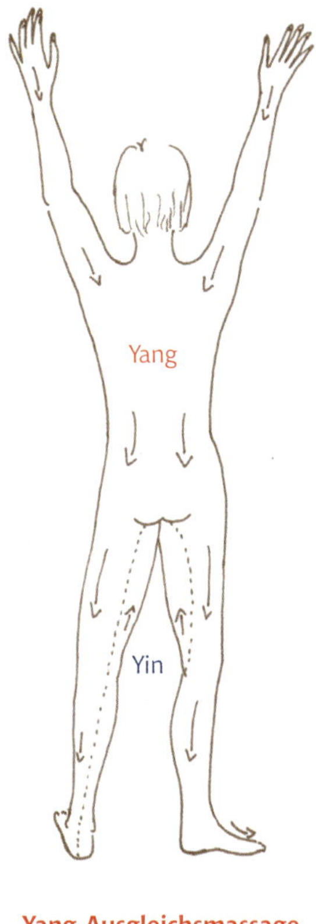

Yang-Ausgleichsmassage

vom Handrücken
bis Fußrücken

Die Massage-Richtung

Die Energie des Yang bekommen wir von der Sonne, vom Vater des Universums, von oben. Sie fließt von oben über den Kopf und über den Handrücken, über all die äußeren Hautzonen, die robust sind und uns nach außen schützen. An diesen Zonen hat der Igel seine Stacheln. Diese Zonen werden schneller braun. Sie helfen uns, abzuwehren. Da ist die Haut nicht dünn.

Massieren Sie von oben nach unten:

- von den beiden Handrücken über die Außenseiten der Arme,
- über die Schultern, über den Rücken,
- über die Hüften bis zum vorderen Hüftknochen
- über den Po
- über die Außenseiten der Beine
- über den Fußrücken bis zu den Zehennägeln.

In diesen Zonen und in dieser Richtung fließt die kräftigende, stärkende, muntere Yangkraft. Das ist ungefähr die Fließrichtung der yangführenden Meridiane, die folgende Organe mit lebenswichtiger Energie versorgen: Blase – Gallenblase – Magen – Dünndarm – Dickdarm.

Diese Organe haben die Aufgabe, Nahrung in Wärme und Lebenskraft umzuwandeln.

Die Massagetechnik

Nehmen Sie in eine oder beide Hände einen Amethyst, in einer handlichen Größe, so daß Sie ihn gut halten können. Nun massieren Sie in oben genannter Richtung, bei den Fingernägeln anfangend, in kleinen oder langen Strichen, Kreisen oder auch Punkten flächendeckend die gesamte Yang-Seite mit dem Amethyst. Lassen Sie ganz Ihr Einfühlungsvermögen entscheiden, wie Sie vorgehen.

Sie können mit zwei Steinen und zwei Händen gleichzeitig massieren. Oder fangen Sie auf einer Seite an und massieren Sie anschließend die andere Seite. Das macht keinen Unterschied. Die Hauptsache ist, daß Sie oben anfangen, auf dem Handrücken, und unten enden, am Fußrücken.

Schließen Sie mit einer Wirbelsäulenakupressur ab: Mit einer Bergkristallspitze tupfen Sie Millimeter um Millimeter vom Steißbein bis zum letzten Halswirbel die Seiten der Wirbelsäule ab – etwa ein Fingerbreit rechts und links seitlich von der Mitte der Wirbelsäule. Erst die eine Seite, dann die andere Seite. Dieses Antupfen machen Sie mindestens sieben Mal. Es kommt nicht auf die Stärke des Druckes an – nur leicht antupfen, damit die Spitze nicht verletzt.

Anschließend streichen Sie mit der Spitze des Kristalls vom Steißbein über die Mitte der Wirbelsäule etwa drei Mal bis zum letzten Halswirbel und weiter über die Mitte des Hinterkopfes über die Stirn, Nasenrücken bis zur Oberlippe. Dort bekräftigen Sie das Ende noch einmal mit einem leichten Antupfen mit der Spitze.

Zusammenfassung

Yin-Fülle = Yang-Schwäche

Sie haben zu wenig Energie. Steine können die fehlende Lebenskraft auffüllen. Steine können Sie bedenkenlos bei sich tragen, denn die meisten Steine regen das Yang an. Sie können sie den ganzen Tag bei sich tragen, jedoch nur so lange, wie die Steine sich bei Körperkontakt warm bis heiß anfühlen. Kühlen die Steine ab, ist es Zeit, sie zu reinigen oder wegzulegen. Reinigen heißt, sie kurz unter Wasser zu halten oder an etwas hartem anzuschlagen, damit sie sich entladen. Wenn Sie Steine in einem akuten Fall zum Abkühlen benutzen, z. B. bei Migräne oder Fieber, dann kann der Stein kalt bleiben: Hierzu sind blaue Steine geeignet. Bedenken Sie jedoch, daß Vorbeugen besser ist. In diesem Buch finden Sie die Anleitung, wie Sie die eigentliche Ursache, Ihre Wurzelschwäche erkennen und ausgleichen können.

Sie können bedenkenlos Ketten tragen. Am Hals kreuzen sich drei yangführende Meridiane, die Sie über die Ketten anregen können.

Yang-Fülle = Yin-Schwäche

Sie haben zu viel Energie. Die meisten Steine regen den Energiefluß zusätzlich an. Tragen Sie möglichst keine Ketten, damit es über die eben beschriebenen Halspunkte nicht zum Yang-Kollaps kommt. Halten Sie bei Steinbehandlungen die Zeiten genau ein., d. h., im Energiefeld nicht länger als 20 Minuten liegen und Steine in der Hand nur so lange halten, wie es Ihnen gut tut oder solange sie sehr warm sind. Nehmen Sie möglichst keine roten oder warm getönten Steine, die meist die Yangkraft noch anregen, auch nicht dann, wenn Sie müde sind. Nehmen Sie statt dessen yin-stärkende Steine in den kühlen Blaufarben, um sich die innere Ruhe zum Ausspannen zu verschaffen.

Müdigkeit tagsüber trägt zu einem Kollaps der Energien bei, wenn Sie sie mit Steinen oder Kaffee übergehen. Solange sich Yin und Yang noch gegenseitig ernähren, ist kein Kollaps passiert. Wenn Sie im Vollbesitz Ihrer Energien sind und etwas darüber hinausschießen, nehmen Sie nur den Lepidolith. Wenn Sie erschöpft sind, ist Ihr Yang kollabiert. Dann helfen Sie sich nicht mehr mit Aufputschen. Steine können Sie dann wieder auf die Beine bringen, jedoch nur, wenn Sie die Regeln einhalten: Die Steine müssen warm sein, und Sie brauchen Zeit!

Haben Sie sowohl im Yin wie auch im Yang fünf und mehr Symptome? Dann haben Sie eine Chi-Schwäche.

Chi-Schwäche

Neben der Yin- oder Yang-Schwäche gibt es die dritte Möglichkeit, die allgemeine Chi-Schwäche. In der TCM wird sie die Schwäche des Blutes genannt. Das ist symbolisch gemeint, es heißt also nicht, daß eine Krankheit des Blutes vorliegt. Die Milz reguliert die Substanz der roten Blutkörperchen. Wenn die Milz nicht gut arbeitet, kann eine sogenannte Schwäche oder Hitze im Blut auftreten. Diese Früherkennung einer sich vielleicht anbahnenden Krankheit der Milz ist der westlichen Medizin fremd. Sie können vorbeugen und Ihre angegriffene Mitte wieder in Einklang bringen, wenn Sie fünf oder mehr Symptome auf beiden Seiten der Yin- oder Yang-Schwäche haben. Außer Energielosigkeit können Sie noch folgende Symptome haben:

gehört zur Yin-Schwäche	gehört zur Yang-Schwäche
Mentale Unruhe	Blässe
Manien	Schlaflosigkeit
Trockener Mund ohne Trinkwunsch	dumpfe Gefühle an Händen und Füßen
Nasenbluten	verschwommenes Sehen
Mattigkeit	Husten, Spannungsatmung
Spontanschweiß	chronischer Durchfall
blasse oder tiefrote Zunge	Aufstoßen, Schluckauf
leerer oder schneller Puls	Übelkeit mit Kopfschmerzen
Schwindelgefühle	dünner Puls

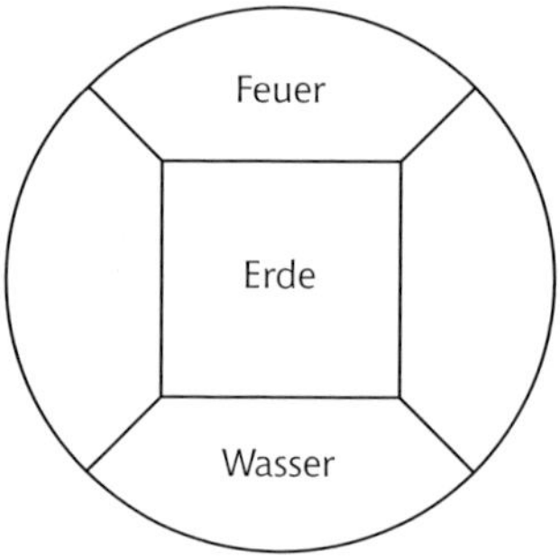

Therapie:
Kühlende und neutrale Lebensmittel, Hauptsächlich aus dem Element Erde, wärmende und neutrale Lebensmittel ergänzend aus den Elementen Feuer und Wasser.

Energiefeld aus Aventurin gegen Chi-Schwäche
Der Aventurin ist einer der grünen »Oberheiler«-Steine. Er harmonisiert in der Form als Energiefeld Äther-, Mental- und Emotionalkörper und wirkt somit stabilisierend auf unsere Vitalität, auf unsere Emotionen und fördert klare Gedanken. Chi-Schwäche hat oft etwas mit frühkindlichen Ängsten zu tun – Ängste und Mutterprobleme hängen eng zusammen.

In dieser Ebene hat der Aventurin psychosomatische Harmonisierungskräfte. Entsprechend der Wirkung auf die feinstofflichen Körper öffnet er die mit diesen Ebenen korrespondierenden Chakren: Solar Plexus, Herzchakra und Kehlkopfchakra mit den dazugehörenden Drüsen: Bauchspeicheldrüse, Thymusdrüse, Schilddrüse. Er wirkt auf unsere Nerven und entspannt Muskelgewebe. Deshalb ist er auch gut geeignet bei Rückenschmerzen, die mit verspannten Muskeln des Rückens zu tun haben.

Die Bauchspeicheldrüse ist das oberste Kontrollorgan für sämtliche Organe im Körper. Es ist ein Organ der Mitte. Der Chinese sagt, die Mitte ist die Mutter aller Energien. Wenn sie gesund ist, verteilt sie gerecht an alle Kinderorgane weiter. Sie nährt alle Organe. Auf der feinstofflichen Ebene finden wir eine Entsprechung. Über das Bauchspeichel- und Milz-

Chakra nehmen wir sogenannte Substanzatome aus der Sonnenkraft auf. Dieses Chakra nährt mit den transformierten Substanzatomen alle anderen.

Sind mehr als drei Elemente geschädigt, dann heilt der Chinese von der Mitte aus. Und genau das tut auch der Aventurin. Ein Meisterstein!!

Das Legemuster

Für diese Form des Energiefeldes wird ein Kilo kleine Handschmeichler gebraucht, die in Eiform um den Körper geschüttet werden. Manche legen ganz liebevoll einen Stein neben den anderen. Leider ist dann das Energiefeld wirkungslos. Der Aventurin will frei sein. Schütten Sie eine sorgfältige Eiform und korrigieren Sie nur die Steine, die ganz aus der Reihe tanzen.

Bei schweren Krankheiten wie Allergien ist es sinnvoll, einen zweiten Kreis aus kleinen Handschmeichlern aus Amethyst zu legen. Der Amethyst in dieser Legeform heilt vorübergehend unsere Schutzhülle, die wir durch unser Urteilen immer wieder verletzen. Außerdem wirken beide Steine sinnvoll zusammen.

Der Aventurin hat zentripetale Kräfte, er holt Inneres nach außen. Auf der physischen Ebene heißt das, daß er den normalen Wärme-Kälte-Austausch anregt, der es uns ermöglicht, mit jeder Witterung klarzukommen. Der gesunde Körper ist in der Lage, Außentemperaturen auszugleichen. Auf der emotionalen und mentalen Ebene macht er uns Verschüttetes bewußt. Bei innerer Kälte oder Hitze legen Sie sich nur einen Aventurin auf den Bauchnabel.

Der Amethyst hat zentrale Kräfte. Er schützt uns von außen, indem er die Aura daran erinnert, daß sie die Aufgabe hat, Energien zu sortieren und nur das hereinzulassen, was uns gut tut. Er nimmt also alle guten Kräfte in unser Inneres, läßt nur akzeptierte Emotionen an uns heran und zentriert uns. Er gibt uns das Gefühl von Mitte und damit das Gefühl von Unabhängigkeit.

Liegen Sie 20 Minuten in diesem doppelten oder einfachen Energiefeld und achten Sie auf Ihre Emotionen und Gedanken. Diese haben sicher etwas mit Ihren Problemen zu tun.

Energiefeld aus Aventurinen

aus ca. 1 kg Trommelsteinen

Legen Sie ein gleichmäßiges Oval um Ihren Körper in einem Abstand von ca. 30 cm.

Optimal dazu paßt ein Energiefeld aus Amethyst-Trommelsteinen in einem Abstand von nochmals 30 cm. Der Aventurin bringt Verborgenes an die Oberfläche, der Amethyst konzentriert die Kraft auf die Mitte und schützt vor äußeren Einflüssen. Er stärkt somit die emotionale Abwehr, der Aventurin die körperliche Abwehr.

Sie können kleine Steine nehmen, die Sie locker und lebendig entlang der gedachten Ovalform streuen – oder größere, die Sie exakt als Oval legen.

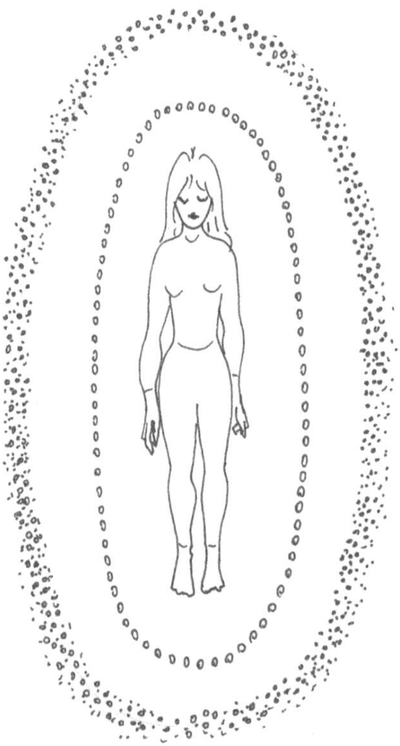

Aventurin-Energiefeld

exakte ovale Form

Aventurin in 30 cm Abstand vom Körper

Amethyst in 60 cm Abstand

Segmentzonenmassage mit Turmalin, Bernstein oder Gagat

Mit dieser Massage hat Dr. Neuenhoeffer schwere Krankheiten geheilt. Oben genannte Steine haben eine Besonderheit: Sie setzen bei streichender Bewegung piezoelektrische Impulse frei. Massiert man befallene Hautzonen, werden die Impulse wieder angeregt, die z. B. bei Multipler Sklerose ganz und gar fehlen.

Während die Yin- oder Yang-Ausgleichsmassage auf der Kleidung gemacht werden kann, ist diese Massage auf der bloßen Haut wirkungsvoller.

Der Stein

Es sollte ein Stein ohne scharfe Kanten sein wegen eventueller Verletzungsgefahr, ein Handschmeichler von handlicher Größe, der gut zwischen die Finger zu nehmen ist. Die Farbe spielt dabei keine Rolle. Schwarze oder grüne sind die preiswerteren Varianten. Der Stein muß allerdings eine Fläche haben, die diese piezoelektrischen Eigenschaften hat. Zu dem Zweck probieren Sie auf Ihrem Innenarm möglichst in der Ellenbeuge aus, welche Fläche des Steines leicht und welche schwer darüberläuft. Diese Fläche, die schwer über die Haut läuft, ist die, die wir suchen. Der Stein scheint sich hier fast festzusaugen.

Die Massage

Mit dem Stein suchen wir auf dem Körper die Stellen, an denen sich der Stein festsaugt. Diese Hautzonen scheiden mehr Feuchtigkeit aus und zeigen damit Funktionsstörungen im Inneren an. Das ist der Grund, warum der Stein nur schwer über diese Hautzone streicht.

Diese Stellen finden Sie, indem Sie z. B. beim Rücken anfangen, diesen Strich für Strich abstreichen, bis Sie eine solche Stelle gefunden haben. Streichen Sie so lange über diese Stelle, bis der Stein leicht darüber geht. Über die piezoelektrischen Impulse haben Sie wirksamen Einfluß auf die innere Funktionsstörung.

Diese Hautstellen werden so lange massiert, bis der Stein nicht mehr festklebt. Dann erst suchen Sie streichend die nächste Stelle und massieren diese. Eine solche Stelle kann manchmal bis zu 45 Minuten Zeit brauchen. Die gesamte Massage sollte nicht viel länger dauern. Massieren Sie am nächsten Tag weiter, und zwar so lange, bis der gesamte Körper frei von solchen Stellen ist.

Dies ist eine Methode, die bei Chi-Schwäche oder sonstigen schwereren Erkrankungen sehr hilfreich ist. Dr. Neuenhoeffer hatte Erfolge bei Sportverletzungen, Alzheimer, MS, Krebs, Rückenschmerzen, Diabetes u. a. m.

Die Wirbelsäulenakupunktur

Dr. Neuenhoeffer hat im Anschluß an diese Behandlung noch die Wirbelsäule harmonisiert, wie wir das vom Reiki kennen. Da aber nicht jeder heilende Hände hat, können wir dies dem Bergkristall überlassen. Wir suchen uns einen handlichen Bergkristall, dessen Spitze möglichst sehr gleichmäßige Dreiecke hat und in der Mitte sitzt. Diese Form des Bergkristalls nennt man laut Katrina Raffael einen Generator.

Mit der Spitze tupfen wir leicht die Nervenenden neben der Wirbelsäule an, dort wo sie austreten. Das ist ungefähr ein Fingerbreit rechts und links der Mittellinie der Wirbelsäule. Verstehen wir das recht: Genau auf der Mitte der Wirbelsäule läuft der wichtigste Yang-Meridian, der Vater des Yang. Zwei Kun – so nennt der Chinese die Fingerbreite – neben diesem Meridian läuft der zweitwichtigste Yang-Meridian, der Blasenmeridian. Genau zwischen beiden tupfen wir mit leichtem Winkel Millimeter um Millimeter von unten nach oben die Wirbelseiten ab. Einmal die eine Seite, dann die andere Seite, aber beide mehrmals: drei Mal, sieben Mal. Mit dieser Akupunkturmassage verschwindet der letzte Hauch der Segmentzonen, die noch gestört sind. Probieren Sie es aus, der Turmalin wird nun ganz leicht über alle Stellen streichen.

Wirbelsäulenakupunktur

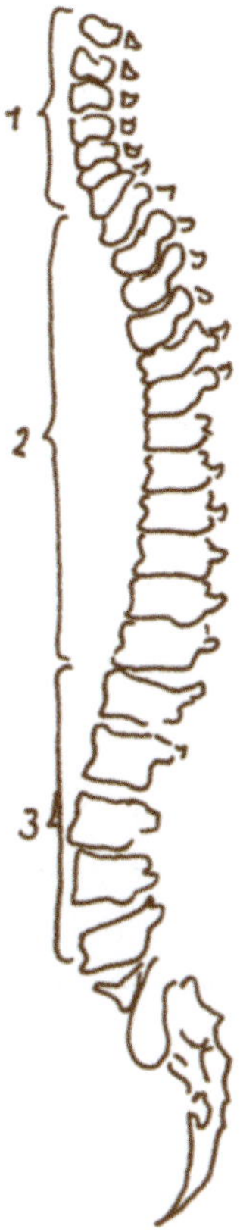

Lebensmut, Erinnerungsvermögen
Lymphsystem, Traumzentrum
Knochen, Gelenke, Wachstumssteuerung
Schlaf, Inspiration, Intuition
Nerven, Selbstheilungszentrum
Solar Plexus, Lebensfreude
Kehlkopf, Zellerneuerung
Verdauung, Selbstsicherheit
Gleichgewicht, Übelkeit
Wärme- und Kälteempfinden
Herz
Bewegung, Denken
Blut, Kunstverständnis
Sakralzentrum, Kreativität
Hören, Musikalität
Sprache, Sympathikus
Sehen, Trauer
Atmungsorgane, Mut
Konzentration, Nächstenliebe
Lymphsystem, Träume
Haut- und Bindegewebe, Gutmütigkeit
Erinnerungsvermögen
Knochen, Gelenke, Wachstum
Schlaf, Inspiration
Nerven, Selbstheilungszentrum
Solar Plexus, Lebensfreude
Kehlkopf, Zellerneuerung
Verdauung, Selbstsicherheit
Gleichgewichtssinn, Migräne
Wärme-, Kälteempfinden
Herz
Bewegung, Denken
Blut, Kunstempfinden
Sakralzentrum, Kreativität

Die Blut-Hirn-Schranke
Bei vielen wird die Blut-Hirn-Schranke durchlässig, dies scheint mit Elektrosmog zu tun zu haben. Daran beteiligt sind Handys, Computer, Mobilfunksender und alle Bildschirme.

Ohrgeräusche, Süchte und Kopfschmerzen hat Dr. Neuenhoeffer über die Blut-Hirn-Schranke geheilt. Zu dem Zweck hält man sich während der Massage je einen Turmalin auf die Stirn und auf die Medulla Oblongata. Auch bei Chi-Schwäche ist es unterstützend, während der gesamten

Massage einen Turmalin vor die Stirn zu halten. Hier ist unsere Steuerzentrale für alle Funktionen, und während der Massage werden alle Falschmeldungen registriert und neu einprogrammiert. Falls Ihnen das zu unbequem ist, können Sie nach der Massage zwei Turmaline mit der Hand für zehn Minuten an die Stirn und an die Medulla Oblongata halten. Sie werden spüren, wie es Ihnen gut tut.

Nahrung nach den Fünf Elementen

Treffen mehrere Symptome einer Schwäche auf Sie zu, dann sollten Sie sich, zusätzlich zu jeder Therapie, an den Speiseplan der TCM halten. Ein chinesischer Arzt fängt an diesem Punkt an, einer sich anbahnenden Krankheit vorzubeugen. Er läßt es gar nicht zu einer solchen Krankheit kommen, so sagt man. Ihre Diagnosemöglichkeiten lassen vermuten, daß dem auch so sein könnte.

Wir essen drei Mal pro Tag. Wenn wir Vorlieben haben, die unseren geschwächten Elementen schaden, dann nützt die beste Therapie nichts, weil wir entgegenwirken. Ich spreche hier nicht von dem so oft verteufelten Kaffee oder Alkohol. Der chinesische Arzt setzt beides als Medikation ein. Yang-Schwache bevorzugen z. B. meistens Tee. Tee kühlt aber, d. h. er schädigt das Yang. Kaffee wärmt, er stärkt das Element Feuer.

Viel wichtiger ist es, möglichst biologische Nahrungsmittel zu nehmen und vor allem die heißen Drei zu vermeiden: weißes Auszugsmehl, weißen Zucker und erhitzte Öle. Industriell werden alle Öle erhitzt, der Keime wegen, und so verlieren die essentiell ungesättigten Fettsäuren ihre ganze Wirkung. Kaufen Sie Ihr Öl im Bioladen! Ihre Gesundheit wird es Ihnen danken.

Besonders wirksam ist es, wenn Sie beim Kochen alle Elemente berücksichtigen, d. h. die Zutaten möglichst in der natürlichen Reihenfolge – Feuer, Erde, Metall, Wasser, Holz – zugeben. Das ist gar nicht so schwierig, wenn man sich ein System aussucht, z. B. bei Salat, so wie wir ihn gewöhnlich zubereiten:

Salat – Feuer Öl – Erde Pfeffer – Metall
Salz – Wasser Zitrone – Holz

Zitrone kühlt = für Yin-Schwache – Essig wärmt = für Yang-Schwache

In unserem Salat sind alle Fünf Elemente enthalten, deshalb ist er so gesund! Der Chinese hält die o. g. Reihenfolge ein.

Meistens fängt man beim Kochen mit Feuer an – einem heißen Topf. Öl und Gemüse ist meistens Erde, das kommt erst in den Topf, wenn dieser heiß ist. Gewürze sind meistens Metall, Salz ist Wasser und oft vergessen wir Holz. Da kann man sich helfen z. B. mit einem Schuß Zitrone, Petersilie oder einem Teelöffel voll Grünkernschrot. Wenn Feuer als Hitze nicht genügt, dann nehmen wir eine Prise Kurkuma, Gelbwurz oder Kakao. Das rundet vom Geschmack her wunderbar ab. Falls Ihnen das zu mühselig ist, dann kaufen Sie für vier Wochen nur die Grundlebensmittel, die auf Sie zutreffen – Heiß – Kalt – Neutral und vermeiden Sie für vier Wochen, viel Brot zu essen. Versuchen Sie, etwas Trennkost in Ihren Speiseplan einzubauen.

D. h. der Körper kann

- morgens gut Kohlehydrate verdauen – z. B. Getreide, Brot, Süßes
- mittags gut Eiweiß – Fleisch, Fisch
- abends leichte Kost, Gemüse, Kartoffeln und nach 18 Uhr möglichst gar nichts mehr, vor allem nichts Fettiges oder Eiweißhaltiges, da die Leber dieses nicht mehr verarbeiten wird. Falls Sie ihre Haare aller zwei Tage waschen müssen, ist das ein deutlich sichtbares Anzeichen dafür, daß Ihre Leber das Fett nicht verarbeitet. Auch Obst kann abends problematisch werden, da es im Darm gerne zu Gärung übergeht, wenn man dazu veranlagt ist.

Als ich nach meiner Ausbildung meinen Speiseplan ansah, dachte ich, so fades Zeug kriege ich nie runter. Er beschränkte sich fast auf Blumenkohl (mag ich gar nicht) und Honigmelone (mag ich auch nicht).

Aber nach vier Wochen hatten sich meine Geschmacksnerven so umgewöhnt, daß mir wieder alles schmeckte. Und vor allem, meine Yin-Schwäche, die trotz bester Therapie immer noch da war, als Leberfeuer in der TCM bekannt, schmolz allmählich dahin.

Ähnliche Reaktionen beobachtete ich bei meinen Kindern: Nach vier Wochen hatte mein Sohn seine volle Lebenskraft wieder, und meine Tochter war wieder schlank. Sie hatte es mit Rohkost und Fasten versucht und wurde immer dicker. Das hat ihren Körper immer kälter werden lassen, und so war dieser nicht mehr in der Lage, das Fett zu verbrennen oder das Wasser zu »verdunsten«. Sie hat nun richtig gut gegessen, warmes aus dem Element Wasser und Erde. Ihr Körper reagierte mit einem sich wieder normalisierenden Stoffwechsel.

Unter den Elementen finden Sie die Tabelle für Nahrungsmittel, unterteilt in die thermischen Wirkungen von Kalt bis Heiß und nach den Fünf Elementen

Bei Yang-Schwäche

Meiden Sie für vier Wochen alle kalten und kühlen Grundnahrungsmittel, vor allem die unter Yin-Schwäche aufgeführten. Nehmen Sie nur wärmende und heiße Nahrungsmittel zu sich. Was die Geschmackrichtung der Speisen anbelangt, sind es vor allem süße, scharfe und neutrale Lebensmittel, die das Yang nähren.

Besonders wärmende Lebensmittel sind: Kastanien, Kürbis, Lauch, Möhren, Mungbohnen, Zwiebeln und Knoblauch, Lorbeer, gekochte Pfirsich-, Kirschen- und Litschi-Speisen, Kokosmilch, Huhn, Sardellen, Miesmuscheln, Butter.

Gewürze und Zutaten können Sie fein dosiert zufügen. Wenn Sie das Buch durchgearbeitet haben, können Sie mehr Einfluß nehmen auf die geschädigten Elemente und diese vor allem mit Nahrung stärken.

Bei Yin-Schwäche

Meiden Sie für vier Wochen alle warmen und heißen Grundnahrungsmittel, vor allem die unter Yang-Schwäche aufgeführten. Nehmen Sie nur kühlende und kalte Nahrungsmittel zu sich. Was die Geschmacksrichtung der Speisen anbelangt, so finden Sie die richtigen unter der Bezeichnung salzig, bitter, sauer.

Gewürze und Zutaten können Sie fein dosiert hinzufügen. Wenn Sie das Buch durchgearbeitet haben, können Sie mehr Einfluß nehmen auf die geschädigten Elemente und diese vor allem mit Nahrung stärken.

Bei Chi-Schwäche

Bei Chi-Schwäche ist immer der Mittlere Erwärmer geschwächt. Dieser ist vorzugsweise mit richtiger Nahrung zu stärken. Kaufen Sie sich für vier Wochen nur Nahrungsmittel aus dem neutralen Bereich und nur aus den Elementen Erde, Geschmacksrichtung süß (3/4) und Feuer-Wasser, bitter-salzig (1/4). Meiden Sie auf jeden Fall die kalten oder heißen Nahrungsmittel.

Versuchen Sie, einige Zeit nur mit folgenden Lebensmitteln auszukommen:

Hühnermägen, Makrele, Garnelen, Perlgraupen, Steckrübe oder Yamswurzel, Mu-Er-Pilze, Schalotten, Rettich, Majoran, Kohlrabi.

Etwas weniger: rotes Fleisch, Gerste, Mais, Kastanien, Adukibohnen, Kürbis, Alfalfa, Sardellen.

Als Gewürz oder Zutat können Sie fein dosiert wärmend oder kühlend aus allen Elementen hinzufügen, damit diese nicht vernachlässigt werden. Falls nach vier Wochen keine Wirkung sichtbar ist, dann verlängern Sie so lange, bis sich eine Wirkung zeigt. Dann können Sie wieder zu anderen Nahrungsmitteln übergehen. Aber vergessen Sie nicht, hin und wieder eine Kur mit den neutralen Grundnahrungsmitteln. Dies gilt für alle Schwächen, ob Yin-, Yang- oder Chi-Schwäche.

Pulsdiagnose

Sie können diese leicht erlernbare Form probieren – zur Selbstkontrolle oder zum Spaß –, aber sie ist nicht unbedingt erforderlich für Sie.

Immer wieder hört man, daß die chinesische Pulsdiagnose schwierig oder gar nicht erlernbar sei. Das stimmt nicht ganz. An einen chinesischen Arzt wird ein hoher Anspruch gestellt, den wir nicht erfüllen können und auch nicht müssen.

Was an Pulsdiagnose für unsere Bedürfnisse genügt, ist schnell erlernbar. Wir brauchen nur zu testen, welchem Meridian das Yin oder Yang fehlt und wie es ganz im allgemeinen mit dem Yin und Yang steht. Wir können damit z. B. prüfen, ob die Steine wirklich das bewirken, was ich Ihnen hier verspreche.

Zu beachten ist: Ein richtiges Pulsbild kann nur erfühlt werden, wenn in der letzten Stunde kein Kaffee getrunken wurde und wenn in den letzten 10 Minuten nichts körperlich Anstrengendes unternommen wurde, z. B. hastiges Treppensteigen, um rechtzeitig zum Termin zu kommen. Und die Hand des Prüflings muß entspannt in dessen Herzhöhe liegen. Im Sitzen also den Arm leicht abstützen und hochnehmen. Im Liegen liegt die Hand neben dem Körper fast in Herzhöhe, d. h. nur etwa 2 cm anheben.

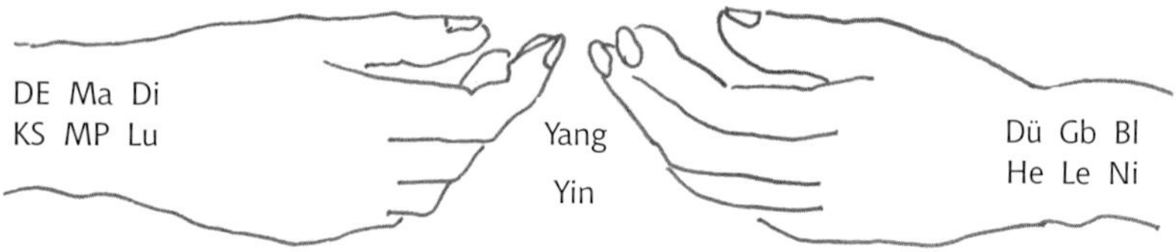

Pulsdiagnose

Die Yin- und Yang-Werte der einzelnen Organe kann man erkennen, wenn man einzeln die Stellen mit nur einem Finger drückt.

In der Tiefe fühlen wir die Yin-Welle, an der Oberfläche beim Loslassen des Druckes folgt die Yang-Welle an die Oberfläche.

Drei-Finger-Puls

Dabei legt man alle drei Finger gleichzeitig auf den Puls. Mit dieser Methode, drei Finger gleichzeitig aufzulegen und zu drücken, können Sie folgende Schwächen feststellen:

- Stau
- Yin- oder Yang-Schwäche
- Tieferliegende Schwächen, für die die in diesem Buch beschriebenen Methoden nicht ausreichen, sondern einer anderen Therapie nur begleitend hinzugefügt werden können.

Prüfung, ob ein Energiestau vorliegt

Legen Sie alle drei Finger gleichzeitig auf den Puls, prüfen Sie auf zwei Druckebenen, wo und ob sie einen Pulsschlag fühlen:

Oberflächenpuls:
alle drei Finger nur auflegen ohne Druck

Spüren Sie alle drei Pulse, so liegt ein Energiestau vor. Der gesunde Puls zeigt nur Pulsschläge bei Zeige- und Mittelfinger. Spüren Sie auch einen Pulsschlag unter dem Ringfinger, liegt ein Energiestau vor.

Oberflächenpuls

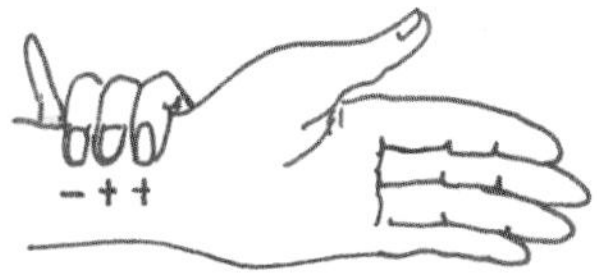

Mittlerer Puls:
leichter gleichmäßiger Druck mit allen drei Fingern

Hierbei dürfen sie alle drei Pulse fühlen, d. h. Pulsschläge unter jedem Finger.

Mittlerer Puls

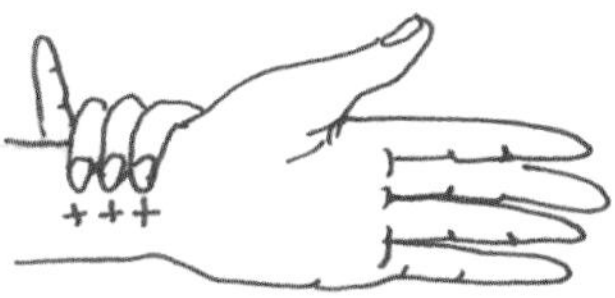

Tiefer Puls:
Drücken Sie gleichmäßig mit allen drei Fingern tief und fest bis auf den Knochen.

Tiefer Puls

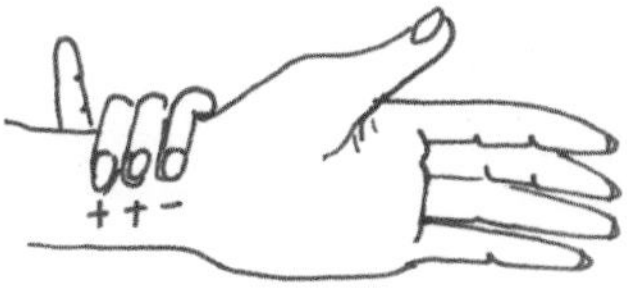

Spüren sie wieder alle drei Pulse, liegt ebenfalls ein Energiestau vor. Der gesunde Puls zeigt nur Pulsschläge unter dem Mittel- und Ringfinger. Spüren Sie unter dem Zeigefinger Pulsschläge, liegt ein Energiestau vor. Diesen Stau können Sie ebenfalls über pralle, blaue Venen auf der Zungenunterseite der Zunge erkennen oder sonstige Blaufärbungen im Mundbereich. Die Zunge zeigt bei Gesundheit keine auffallend blauen, geschwollenen Venen auf. Diesem Stau liegt eine Yin-Schwäche zugrunde, die meist den Gallenblasenmeridian staut. Legen Sie sich in das Yin-Energiefeld aus Lepidolith.

Spüren Sie nur in der Tiefe Pulsschläge, liegt eine tieferliegende Krankheit vor. Suchen Sie einen Arzt auf und behandeln Sie mit Steinen und Nahrung nur Therapie begleitend.

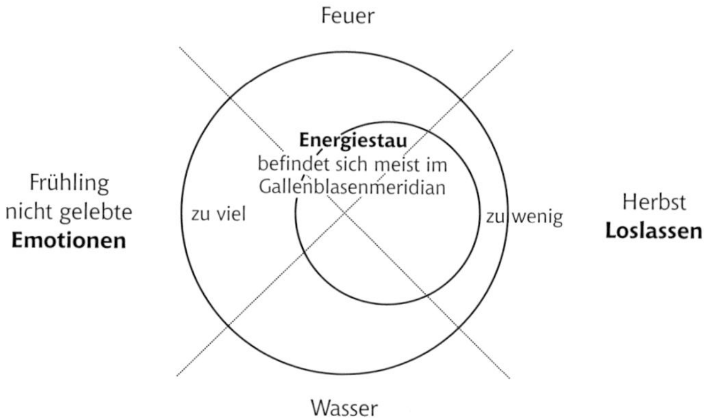

Yin- oder Yang-Schwäche feststellen

Fühlen Sie bei leichtem, gleichmäßigem Druck aller drei Finger, ob der Puls schnell oder langsam ist und wie viele Pulsschläge Sie fühlen bei einem Atemzug, d. h. bei einem Ein- und Ausatmen.

Schnell heißt, mehr als 5 Pulsschläge pro Atemzug.

Langsam heißt, weniger als 4 Schläge pro Atemzug.

Prüfen Sie zusätzlich, ob der Puls kräftig oder schwach ist. Da Sie keine Erfahrung haben, testen Sie einfach bei Freunden und in der Familie, wie unterschiedlich sich Pulse anfühlen können.

Bei schnellem und starkem Puls liegt eine Yin-Schwäche vor.

Bei schnellem und schwachem Puls liegt ein Yin-Kollaps vor.

Bei langsamem und schwachem Puls liegt eine Yang-Schwäche vor.

Zusätzlich können Sie über die Zunge prüfen, ob das Ergebnis stimmt:

Bei zu viel Yang ist die Zunge gespannt und schmal.

Bei zu viel Yin füllt die Zunge fast den Mund aus, sie bewegt sich lahm und ist im Verhältnis zum Gesicht groß. Es gibt noch mehr Feinheiten der Zungendiagnose, die sich für Therapeuten zu lernen lohnen.

Zuerst ist
Die Quelle
Ursprung – Urenergie – Zentralsonne
Gott
Pures Sein
In sich ruhende Stille

Es entsteht der erste Impuls
Begeisterung
Diese bringt Bewegung ins Sein
Begeisterung und Bewegung ist das Element Holz

Und Wärme
Das ist das Element Feuer
Durch Bewußtsein ins Hier und Jetzt

Das ist Gedanke
Das ist das Element Erde

Das ist Licht im dunklen Sein
Ist
Licht und Schatten des Elementes Luft

Zwischen diesen Gegensätzen
Entsteht das erste Gefühl
Sehnen
Das ist das Element Wasser
Das ist
Begehren und Trieb
Zwischen Yin und Yang

Aus diesem allem entsteht das erste Wesen
Verdichtetes Bewußtsein
Die Erde
Der Mensch
Dieser ist alles in allem
Begeisterung – Sein – Bewußtsein – Sehnen
Holz – Feuer – Luft – Wasser

*

Erde
Körper
ICH BIN

2. Teil des Behandlungsplanes:

Die Elemente

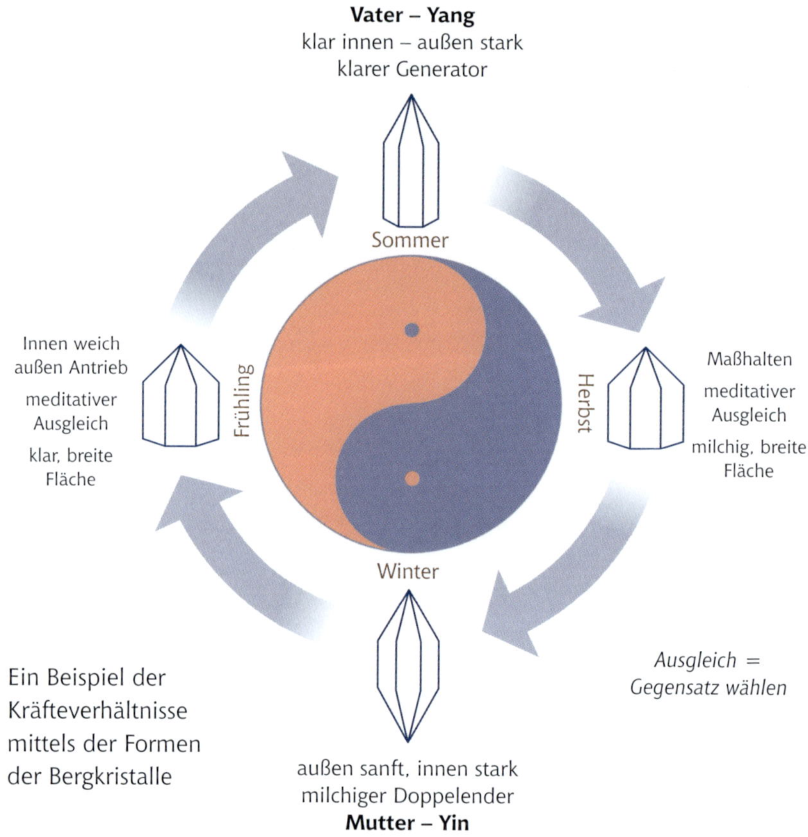

Ein Beispiel der Kräfteverhältnisse mittels der Formen der Bergkristalle

Wandlungsphasen

Wandlung heißt, eine Energie geht in die andere über wie der Frühling in den Sommer, dieser in den Herbst usw. Für uns heißt das, der gesunde Mensch wandelt sich täglich mit den wandelnden Gezeiten. Er kann alle den Gezeiten eigenen Fähigkeiten leben, wenn es Zeit dafür ist. Er kann sich allen Situationen stellen, die ihn von außen fordern. Ich versuche,

Sie langsam an diese den Elementen eigenen Fähigkeiten heran zu führen und Ihr Verständnis zu wecken.

Es klingt wie ein Märchen, was ich Ihnen in dem Zusammenhang erzählen möchte. In einem Kochkurs war ein Teilnehmer, der weder vernünftig noch heiter, weder offen war, noch Sanftheit kannte. Dies sind Eigenschaften der Elemente Metall und Erde.

Aber er war ernsthaft. Also befolgte er seinen anhand der Symptome selbst erstellten Speiseplan und korrigierte damit die Schwächen in seinen Elementen. Vom Erfolg war er so begeistert, daß er den nächsten Kurs noch einmal mitmachte, um alles wirklich zu verstehen. Er war ein völlig veränderter Mensch. Er stand auf und erzählte, daß er diese Eigenschaften tatsächlich nicht hatte und jetzt ein offener, heiterer, der Vernunft zugänglicher Mensch geworden sei. Er liebe es sogar, sanft mit Mitmenschen umzugehen – nur durch den Ausgleich seiner Elemente!!!

Jedes Element ist vom anderen abhängig

Da jedes Element das nachfolgende ernährt, indem es seine Energie im Kreislauf der Zusammenhänge über die Meridiane weitergibt, leiden mit der Zeit andere Elemente, wenn eines ausfällt und die Energie nicht weiterfließen kann. So entsteht Stau, Leere und Fülle.

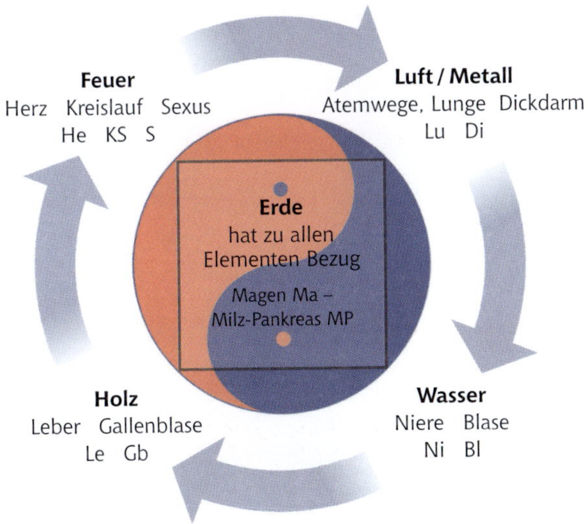

Dieser sogenannte Ernährungskreislauf geschieht über die Meridiane, die untereinander in inneren Verläufen zusammenhängen. Durch diese Energiebahnen fließt unsere Lebenskraft unaufhörlich und mit dem Rhythmus unserer Natur in Einklang. So hat jedes Element bestimmte Zeiten, in der es seine Aufgabe ist, über die Kräfte der Natur unsere Lebensenergie positiv aufzuladen, mit bestimmten Qualitäten zu belegen und am Fließen zu halten. Die Zeiten sind aus der sogenannten Organuhr ersichtlich.

Die Organuhr

Die Zeiten, in denen ein Organ aktiv ist, nennt man Maximalzeit. Auf Schwächen der Organe kann man am besten während dieser Zeit einwirken.

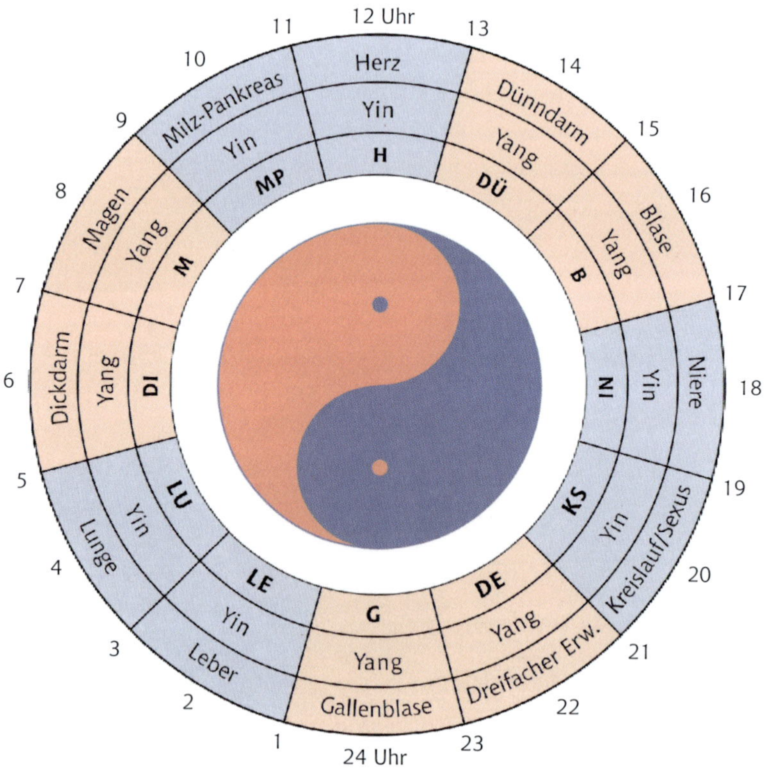

Fülle in einem Organ kann man am besten nach seiner eigenen Maximalzeit sedieren. Das ist die Zeit, in der die Lebenskraft weiter gegeben werden sollte. Es ist logisch, daß man die Stagnation in dieser Zeit am wirkungsvollsten auflöst. Wenn Sie die inneren Zusammenhänge der TCM verstanden haben, werden Sie merken, daß das ganze System so logisch wie unsere Buchführung ist. Dann können Sie selbst Feng Shui verstehen oder selbst Zusammenhänge erkennen.

Die Zeiten der Organuhr können nicht immer eingehalten werden aus Zeit-, Arbeits- oder Nachtschlafgründen. Dann können Sie sich die nachfolgenden Zeiten als Therapiezeit ausrechnen.

Die Chinesische Lehre ist voll von »Eselsbrücken« in Versform, siehe nachfolgende Seiten, z. B. *Die mit den Ohrenschmerzen, das sind die, die krank sind im Herzen* – Oder: *Wer um Mitternacht aufwacht, dem ist das Herz voll.* Obwohl laut der Organuhr die Galle um Mitternacht aktiv ist, ist es doch die beste Zeit, das Herz zu entlasten, z. B. mittels eines Aquamarins.

Anzeichen von Störungen
Was sind Ihre stärksten oder schwächsten Tageszeiten?
Daran erkennen Sie ihre Schwächen in den Elementen

Schwache wie besonders mit Energie geladene Zeiten zeigen eine Schwäche in den Elementen an, ganz gleich ob es sich um Fülle oder Schwäche handelt. Fülle und Leere behindern die Wandlungsfähigkeit des Elementes.

1. Wenn Sie z. B. nachmittags müde werden aber vormittags topfit, dann haben Sie eine Schwäche im Element Holz, d. h. vormittags das Element sedieren, nachmittags stärken.
2. Wenn Sie mittags müde werden, und nachmittags topfit sind, haben Sie eine Schwäche in der Wandlungsphase Metall, d. h. nachmittags sedieren, mittags stärken.
3. Wenn Sie morgens zu Sonnenaufgang nicht aus dem Bett wollen, aber zu Sonnenuntergang topfit werden, dann haben Sie eine Schwäche im Element Erde. D. h. zu Sonnenuntergang sedieren, morgens stärken.

4. Wenn Sie um Mitternacht müde werden und mittags topfit sind, dann haben Sie eine Schwäche im Element Feuer. D. h. mittags sedieren, um Mitternacht stärken
5. Wenn Sie abends müde sind und um Mitternacht aufwachen oder topfit sind, dann haben Sie eine Schwäche im Element Wasser. D. h. abends stärken, um Mitternacht sedieren.

Die schwächsten Tageszeiten

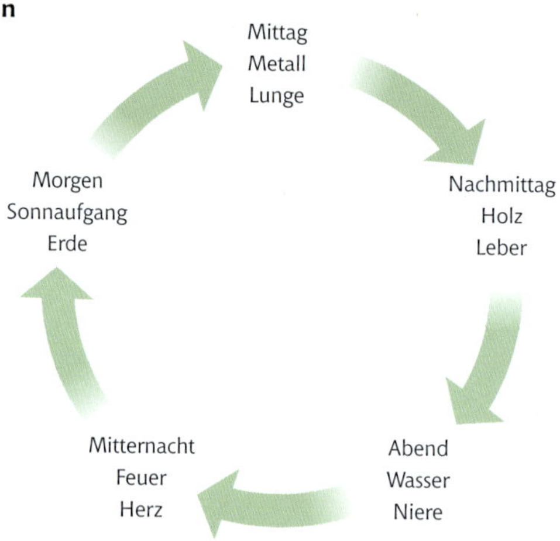

Die stärksten Tageszeiten

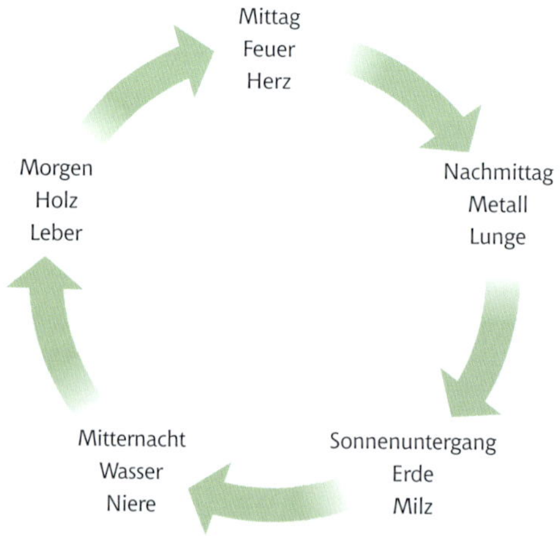

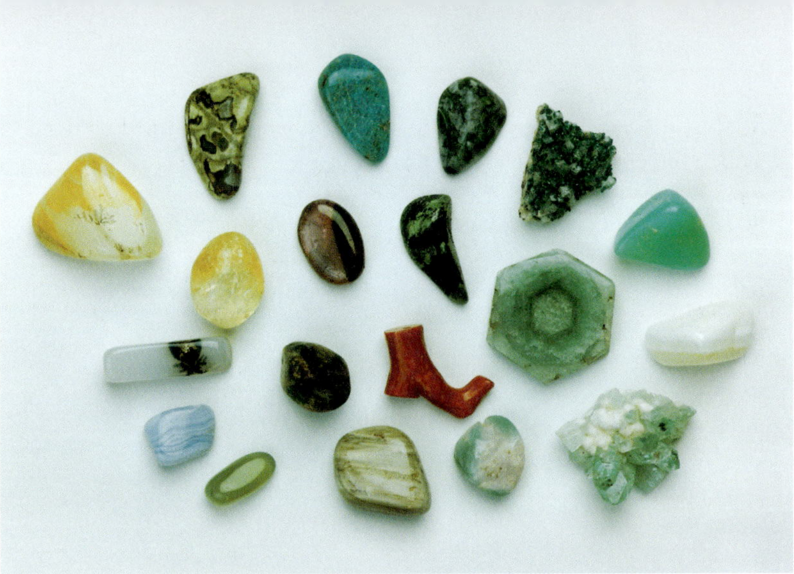

Das Element Holz

1. Apophyllit
2. Wassermelonenturmalin
3. Baumquarz, versteinertes Holz
4. Serpentin
5. Chalzedon
6. Achat
7. Dentridenopal
8. Rhyolit
9. Amazonit
10. Smaragdid
11. Dioptas
12. Chrysopras
13. weißer Achat
14. Smaragd
15. Grossular
16. Turmalin
17. Citrin
18. Chiastolith, Kreuzstein
19. Koralle

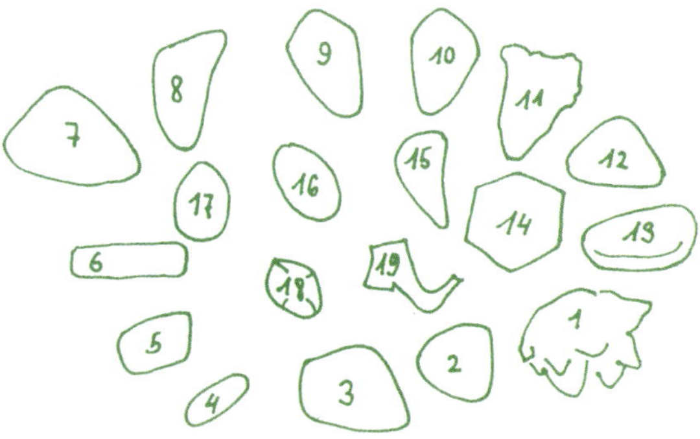

Schwächen in den Wandlungsphasen des Elementes Holz

Symptome bei Hitze oder Fülle	Symptome bei Kälte oder Leere
Augen überempfindlich	Verkrampfung, Zittern, Spannung
Mund trocken, bitterer Geschmack	Brust- und Seitenschmerzen
Gesichtsfarbe rot bis rötlich oder gelblich	Erbrechen bitterer Flüssigkeit
Hitzegefühl im Inneren	Asthma, Heuschnupfen
Trauer, Depression	Lichtempfindlichkeit
Husten mit Auswurf	Schwindel, Ohrengeräusche
Zunge rot, gelber Belag	Taubheit
Puls gespannt, schnell	Puls gespannt, hart, voll
Blut im Urin	Zungenbelag gelb und feucht
Unbehagen in der Brust	Schlafsucht
Schlafstörungen bes. zwischen 1 und 4 Uhr	Seitlicher Kopfschmerz
Lichtempfindlichkeit	Sehstörungen, Augenflimmern
Seitenschmerzen	Schmerzen im äußeren Augenwinkel
Taubheit, Muskelkrämpfe	Völlegefühl in Brust oder Kopf
Hitze- und Kältegefühle	Benommenheit bis Koma
Reizbarkeit	Nackensteife
Erregbarkeit	Wandernder rheumatischer Schmerz
	Zugempfindlich

Mindestens fünf dieser Früherkennungssymptome sind Anzeichen dafür, daß sich folgende Krankheiten anbahnen, die uns unter den westlichen Begriffen bekannt sind wie:

Vegetative Dystonie	Klimakterische Probleme
Neigung zu chronischer Bindehautentzündung	Meniere-Innenohrentzündung
Migräne mit seitlichem Kopfschmerz	Hypertonie
Hepatitis	Erhöhter Blutdruck durch Muskelverkrampfung
Grüner Star	

Ausgleichende Grundnahrungsmittel – Geschmackrichtung sauer

Kalt bis kühlend gegen Hitzesyndrome	Heiß bis wärmend gegen Kältesyndrome
Sprossen jeder Art, Tomaten, Sauerampfer, Sauerkraut Ananas, Kiwi, Rhabarber, Zitrone, saure Äpfel, Erdbeere, Heidelbeere, Johannisbeere, Preiselbeere Stachelbeere, Sauerkirsche, Orange, Joghurt, Dickmilch, Sauermilch, Saure Sahne Weizen, Grünkern Ente Brottrunk, Fruchtsäfte, Früchtetee, Weizenbier, Weißwein, Prosecco	Huhn Pflaume Essig, Petersilie Kirschsaft **Neutral:** Dinkel, Couscous Brombeere, Himbeere Hagebuttentee

Rezepte zum Element Holz

Sie können jedes eigene Rezept entsprechend umwandeln

Kalte Speisen nähren Yin-Holz | **Warme Speisen nähren Yang-Holz**

Getreide: Weizen oder Dinkel	Getreide: Grünkernbratlinge
W 1/4 l kaltes Wasser H Weizen gekeimt zugeben (12 Stunden einweichen, 12 Stunden feucht, 12 Stunden einweichen) F 1 Prise Kakao, aufkochen E gemahlener Sesam oder etwas Öl M Zwiebeln, vorher glasig geröstet W Salzen	F Topf auf Herd und erhitzen E Sonnenblumenkerne (Pistazien) M Zwiebeln W 1/8 l Gemüsebrühe H Grünkernschrot 200 g F Aufkochen – abkühlen E 2 Eier zugeben M Sellerieblätter oder Salz W Sojasoße H Petersilie F Curcuma - Bratlinge formen, in Öl erhitzen

Gemüse: Sauerkraut

F Heißer Topf
E Öl
M Zwiebeln, Paprika als Gemüse
W Gemüsebrühe
H Sauerkraut, Apfel
F Salbei (Curcuma, Paprika)
E Tofustückchen (Rindfleischstücke)
M Knoblauch, Minze
W Salz, Sojasoße
H Tomaten

Fleisch: frisches Huhn

F Heißer Topf
E Butter (Walnüsse)
M Zwiebeln, Knoblauch, Ingwer
W Salz
H Huhnstücke rundum anbraten
F Curcuma
E Champignon, gerösteter Sesam
M Muskat, Koriander
W Wasser
H Petersilie (Grünkernschrot)
F Paprika als Gewürz
E Sahne

Süßes als Nachtisch oder Frühstück

H Weizenflocken
F Prise Kakao
E Sesam, Sonnenblumenkerne
M Prise Ingwer, Zimt
W Wasser, Prise Salz
H Säuerliches Obst, Zitrone
F Prise Kakao
E Sahne (Milch), Soja- oder Kokosmilch

Süßes als Nachtisch oder Frühstück

H Grünkernflocken
F Anrösten, reichlich Kakao
E Sesam mit anrösten
M Ingwer
W Salz
H Kirschsaft
F ca. 5 Min. köcheln

Salat, Sprossen kühlen

H Tomaten
F Grüner Salat
E Öl
M Pfeffer
W Salz
H Zitrone

Salat ist kalt, aber wärmt trotzdem

F Schafskäse
E Walnussöl, andere Kerne
M Zwiebel, Cayennepfeffer
W Salz
H Petersilie, Essig
H + F Grünkernkeime angeröstet

Emotionales zum Element Holz

Die entscheidende Prägungsphase des Elementes Holz geschieht in der frühen Kindheit, während der Prägungszeit des ersten bis dritten Chakras.

Das Yin des Holzes hat Einfluß auf unsere Entschlossenheit und die Klarheit zum Planen.

Das Yang des Holzes hat Einfluß auf unsere Entscheidungskraft.

Fähigkeiten des Holzes bei Gesundheit ist Kreativität, Spontaneität, Toleranz, Großzügigkeit, Offenheit und Impulsivität.

Im Gegensatz dazu sind Anzeichen für Schwächen im Element Holz: Stumpfsinn, Steifheit, Intoleranz, Geiz und Hinterlist.

Wer nachmittags müde ist und morgens fröhlich und aktiv, hat eine Schwäche in der Wandlungsfähigkeit des Elementes Holz. Hier liegt eine Stagnation. Er kann sich entweder nicht entscheiden - Leere - oder will alles zu gleicher Zeit - Fülle.

Holz-Yang: Stürmen ohne Unterlaß. Holz wird das aufsteigende, kleine Yang genannt. Das Yang, das am Wachsen ist und in Bewegung dem Ziel seiner Wünsche zu.

Als Kinder haben wir uns eine Geschichte erzählt: Du gehst durch einen dunklen Wald, dann kommst du zu einem Teich, wie sieht das Wasser aus, was machst du hier... so begegnen einem mehrere Stationen, bis du zum Schluß vor einer Mauer stehst, hoch, weit und unüberwindlich. Was liegt dahinter. Wie verhältst du dich. In der Vorstellung eines yang-starken Holztypen gibt es das Wort unüberwindlich nicht. Er setzt mit dem Drang, den Himmel zu stürmen über die Mauer hinweg und entdeckt... ja was?

Das ist die Kraft des Yang im Holz. Dieses Yang durchbohrt mit zarten Trieben Betonschichten.

Metall heilt Holz - Trauer vertreibt Zorn

Holz-Yin: Dies ist eine meiner Lieblingsgeschichten, eine Sufi-Geschichte:

Der Fluß kommt zur Wüste und lauscht dem Flüstern des Windes: »Ergib dich.«

Der Fluß fragt: »Was passiert, wenn ich mich nicht ergebe?«

»Dann wirst du versinken, vielleicht in Hunderten von Jahren kannst du zu einem Sumpf werden – aber du kannst nicht mehr der gleiche bleiben, der du jetzt bist. Ergib dich.«

»Was passiert, wenn ich mich ergebe?« will der Fluß wissen.

»Das weiß ich nicht. Aber ergib dich dem Schicksal, dem Feuer des Lebens. Wirf dich in die Arme der heißen Winde. Sie werden dich über die Wüste tragen. Die Wasser haben es immer so getan, seit Jahrhunderten: als feiner Dunst, als leichte, weiße Wolke wirst du das Leben neu erfahren.«

Das ist das Yin des Elementes Holz, Ergebenheit, Hingabe an eine Sache, an das Schicksal, an das Leben. Ihre Wurzel ist im Herbst zu suchen. Der Herbst nährt Holz-Yin. Dieses Yin des Herbstes kontrolliert die überschäumende Kraft des Frühlings.

Beide Seiten, die absolute Bereitschaft zur Aufgabe und der vor nichts zurückschreckende Drang, der Antrieb ohne Furcht vor einem Hindernis – das ist das Element Holz.

Steine die den Antrieb fördern: Rosenquarz, Granat, Wassermelonenturmalin transparent

Steine die das Yin stärken: Aquamarin und die Steine des Elementes Wasser und Metall. Oder lassen Sie die Elementekarten entscheiden.

Steine des Elementes Holz

Antrieb und Antriebsschwäche werden von diesem Element bestimmt.

Holz-Yin stärkend	Holz-Yang stärkend
Aus dem Element Metall/Luft dem Kontrollelement des Holzes: Lepidolith Saphir Magnesit Selenit Lapislazuli Azurit **Aus dem Element Wasser, dem Element, welches Holz nährt:** Andenopal Charoit Aquamarin **Aus dem Element Holz:** Apophyllit grün und weiß Serpentin Dentridenopal Amazonit Koralle Sie brauchen vier gleich große Steine der gleichen Steinsorte. Legen Sie sich ein Viereck aus einem Stein Ihrer Wahl für 20 Minuten je einen auf den Bauch, einen in den Rippenbogen und jeweils einen seitlich neben die Taille, damit ein Viereck entsteht Wählen Sie die Stellen nach Körpergefühl sehr sorgfältig aus.	**Aus dem Element Wasser, welches das Element Holz ernährt:** Rosenquarz Rotes Tigerauge Rhodonit Bergkristall milchig oder klar Sugilith Turmalinquarz Phantomquarz **Aus dem Element Holz:** Wassermelonenturmalin Versteinertes Holz Chalzedon Achat Smaragdid Chrysopras Weißer Achat Grossular Turmalin Citrin Chiastolith, Kreuzstein Tragen Sie Ketten (keine Anhänger) aus den Steinen Ihrer Wahl. Die Steine um den Hals stärken über den Gallenmeridian das Yang.

Typische Eigenschaften des Elementes Holz

Fehlen diese oder sind sie zu dominant, dann ist dies auf eine Unstimmigkeit im Element Holz zurückzuführen.

Antrieb - Aufmerksamkeit - Besessenheit - Enttäuschung - Erregbarkeit - Gewaltlosigkeit - Geduld - Initiative - Klarheit - Nerven - Passivität - Reizbarkeit - Schock - Schizophrenie - Selbstachtung - Selbstmordgefahr - Starrköpfigkeit - Stärke - Spontaneität - Tatenlosigkeit - Überaktivität - Wahrheitsliebe

Dem Element Holz direkt zugeordnet ist der Ärger. Ärger ist lebensnotwendig und der Antrieb für Handlungen, in Maßen. Kann der Ärger gar nicht gelebt werden oder übermäßig, dann liegt eine Störung im Element Holz vor.

ÄRGER - Wer Ärger vermeidet, d. h. wer Ärger nicht leben kann, der nehme folgende Steine: Granat, roter Jaspis, Rosenquarz, Rubellit, Rubin oder Topas.

Wer schnell zu Ärger neigt, der nehme Elfenbein, Lapislazuli oder Lepidolith.

Wut ist immer ein Ersatz für eine andere Unterlassung. Zum Beispiel decke ich damit Schuldgefühle zu, oder überdecke damit, daß ich meine Grenzen nicht deutlich gemacht habe. Natürliche Wut in einer Momentsituation ist normal und hat keine Folgen. Sie verraucht sofort.

1. Halten Sie sich je einen der Steine auf die Punkte zwischen Nase und Lippen, Di 13, besser noch in den Mund zwischen Kiefer und Oberlippe. Legen Sie sich zusätzlich je vier einer Sorte unter den Rücken und spüren Sie die Kraft des Frühlings in sich aufsteigen ohne Angst vor Ärger. Es ist Ihre Entscheidung für Ihr Lebensgefühl.
2. Ist Ihnen das alles zu mühselig oder sind Sie zu ungeduldig, dann massieren Sie sich hinter dem Ohr, dort ist die Steuerzentrale für Gewalt, Zorn, Strenge, Kampflust und Zerstörungswut. Die Steinmassage wirkt ausgleichend, denn wir brauchen zum Überleben ein gesundes Wutempfinden.
3. Bei Leberschäden als Folgeerscheinungen Ihres inneren Grimms, legen Sie sich je ein Tigerauge in den Rippenbogen.

DEPRESSIONEN sind nicht gelebter Ärger mit Trauer gemischt, denn hinter Ärger steht immer tiefe Trauer.

Yin-Schwache nehmen: Azurit, Chrysolith, Lapislazuli, Magnesit, Saphir

Yang-Schwache nehmen: Chalzedon, Granat, Gold, Pyrit, Rutilquarz

Mit einhergehenden Magenproblemen nehmen Sie den Moosopal oder Rauchquarz.

Gut wäre ein zusätzliches Energiefeld aus sechs Bergkristallen.

1. Legen sie sich einen der o. g. Steine eng an die Ellenbogen, rechts und links auf den Rippenbogen und zwei zwischen die Beine, ca. 3 cm über den Knöcheln.
2. Massieren Sie mit einem der Steine die Knöchelpunkte, ca. 3 cm über den Innenknöcheln sowie die Zone über jedem Ohr in sanften Kreisen, ohne Druck sowie den Akupunkturpunkt Lunge drei am Oberarm.

Holz-Finger-Rune mit Tigerauge

Selbstsicherheit und Wahrheitsfindung stärken Leber und Galle.

Nehmen Sie je ein Tigerauge oder je einen Ihrer Lieblingssteine aus dem Element Holz zwischen Daumen und Zeigefinger, legen Sie beide Hände in dieser Haltung auf die Knie, konzentrieren Sie sich auf Ihr Inneres.

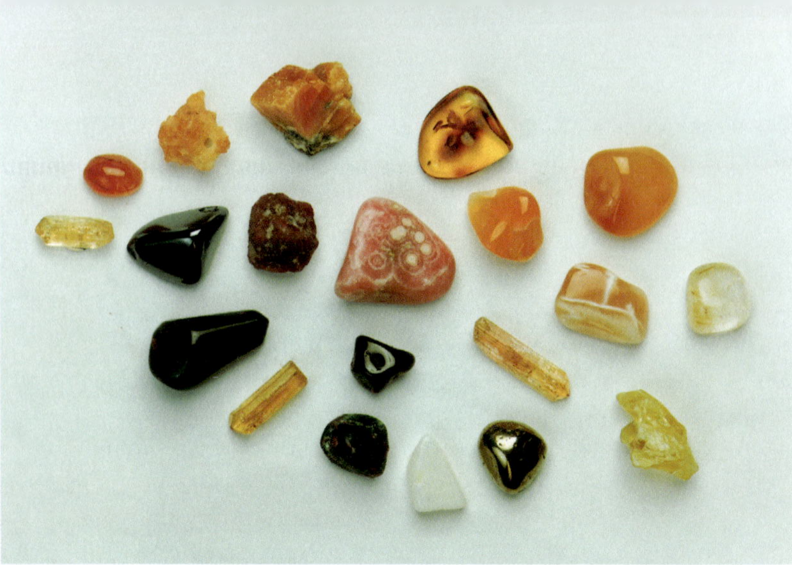

Das Element Feuer

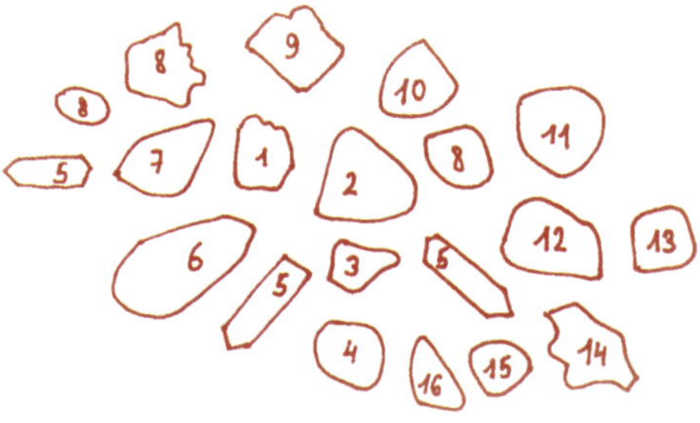

1. Rubin
2. Rhodochrosit
3. Granat
4. Zoisit mit Rubin
5. Topas
6. Heliotrop, Blutjaspis
7. Hämatit, Magnetit
8. Feueropal
9. Orangencalzit
10. Bernstein
11. Carneol
12. Oranger Aventurin
13. Rutilquarz
14. Honigcalzit
15. Pyrit
16. Opal

Schwächen in den Wandlungsphasen des Elementes Feuer

Symptome bei Hitze oder Fülle	Symptome bei Kälte oder Leere
rotes Gesicht	Spermatorrhoe
Durst	Gesicht trocken, blaß
gelbroter oder roter Urin	kalter Schweiß
Bluthusten, Nasenbluten	Kälteempfindlichkeit
Brustschmerzen und Bruststiche	Unruhe, Vergeßlichkeit
übermäßig viel Lachen, Hysterie	Alpträume
übermäßig viel Reden	plötzliche Ohnmacht
innere Unruhe, Rastlosigkeit	Schmerzen unterhalb des Herzens
Schlafstörungen besonders um Mitternacht	Herzklopfen bis Herzrasen
Entzündungen	Kurzatmigkeit
Bauchschmerzen ausstrahlend	Kraftlosigkeit, Erschöpfung
Blähbauch	Unterbauch Schmerzen
Hodenschmerzen	Schmerzen die Druck unempfindlich sind
Nachtschweiß und Hitzewellen	viel und heller Urin
heiße Hände und Füße	Stuhl weißlich mit Blut
Vergeßlichkeit	kalte Gliedmaßen
Risse auf der Zunge	Zunge blaß, groß
Zungenspitze rot und geschwollen	Puls schwach, unregelmäßig
Zungenbelag gelblich	
Puls schnell, kräftig oder schnell, dünn	

Allen Leere- und Kältesyndromen gehen gewöhnlich die Fülle und Hitzesyndrome voraus. Beobachten Sie, wie Sie früher waren, und vermeiden Sie einen Kollaps, wenn Sie noch jung sind. Mindestens fünf dieser Früherkennungssymptome sind Anzeichen dafür, daß sich folgende Krankheiten anbahnen, die uns unter den westlichen Begriffen bekannt sind wie:

Hoher Blutdruck, vegetative Herzsyndrome, Anämie, Rekonvaleszenz, Erschöpfung nach langanhaltendem Dauerstreß körperlicher und emotionaler Art, chronische Infekte, Schilddrüsenüberfunktion	Altersschwäche, Rekonvaleszenz, Herzrhythmusstörungen, Angina pectoris, Herzinfarkt, Erkrankungen der Herzkranzgefäße, Vegetative Herzsyndrome

Ausgleichende Grundnahrungsmittel – Geschmackrichtung bitter

Kalt bis kühlend gegen Hitzesyndrome	Heiß bis wärmend gegen Kältesyndrome
grüner Salat, Amaranth, Quinoa, Roggen, Pampelmuse, Quitte Altbier, Pils, Grüner Tee Nehmen Sie dazu Lebensmittel aus Holz **Neutral:** Feldsalat, rote Beete, Mohn, PuhErTee, Schwarzer Tee	Buchweizen Rosenkohl, Holunder, Basilikum Kurkuma, Gelbwurz, Rosenpaprika, Thymian, Kakao, Wacholderbeeren Hammel, Lamm, Schaf, Ziege, Gegrilltes Glühwein, Cognac, Rotwein, Bohnen- und Getreidekaffee, Brennesseltee, Schafs, Ziegenkäse und -milch

Rezepte zum Element Feuer

Sie können Ihre eigenen Rezepte umwandeln – zu beachten ist die Reihenfolge

Kalte Speisen nähren Yin-Feuer

Getreide: Roggen gedünstet	
F	Warmer Topf
E	Sesam leicht anrösten
M	Zwiebeln kurz mitrösten
W	Wasser, Salz
H	Petersilie, Zitrone oder Grünkernschrot
F	Roggen – 30 Minuten köcheln

Warme Speisen nähren Yang-Feuer

Getreide: Buchweizen	
F	Buchweizen anrösten
E	Butter zugeben
M	Zwiebeln gut anrösten
W	Salz, warmes Wasser
H	Spritzer Essig
F	Curcuma, aufkochen, 20 Min. ziehen

Gemüse: rote Beete

F Warmer Topf
E Öl
M Kümmel
W Salz, Wasser
H Zitrone
F Rote Beete, kleingeschnitten - köcheln

Fleisch: Lamm

F Heiße Pfanne
E Butter
M Knoblauch
W Salz
H Zitrone
F Lamm geschnitzelt, gar braten
E Sesam
M Curry
W Heißes Wasser
H Zitrone
F Rotwein
E Sahne

Süßes als Nachtisch oder Frühstück

W Wasser erwärmen
H Zitronenspritzer
F Roggengrütze
E Eigelb
M Minze
W Prise Salz
H Yoghurt
F Pampelmuse oder Quittengelee
E Süßen mit Ahornsirup o. ä.
M Geschlagenes Eiweiß unterrühren

Süßes als Nachtisch oder Frühstück

F Buchweizengrütze anrösten
E Milch, Rosinen
M Zimt
W Prise Salz
H Zitronenschale
F Kakaopulver
E Geröstete Nüsse, Eigelb, süßen
M Geschlagenes Eiweiß unterrühren

Neutral stärkt Feuer im allgemeinen

F = Feuer = Feldsalat
E = Erde = Öl
M = Metall = Pfeffer
W = Wasser = Salz
H = Holz = Zitrone
F = Feuer = Prise Kakao, Brennessel

Emotionales zum Element Feuer

Die entscheidende Prägungsphase des Elementes Feuer geschieht mit der Pubertät. Dies ist die Prägungsphase des Herz-Chakras mit der ersten Verliebtheit und dem Kehlkopf-Chakra mit der Fähigkeit, sich auszudrücken. Reden gehört zum Element Feuer. Ein guter Redner hat die Überzeugungskraft des Feuers, genährt durch ein gutes Leber-Chi des Elementes Holz.

Das Yin des Feuers hat Einfluß auf unsere Persönlichkeit und unser Einflußvermögen.

Das Yang des Feuers befähigt uns zu der Unterscheidung, was wichtig und was unwichtig ist.

Feuer macht großzügig. Krankes Feuer macht kleinlich. Die Fähigkeiten des Feuers, wenn es ausgeglichen ist, sind Intelligenz, Intuition, Klarheit, Lebensfreude, Neugierde, Begeisterungsfähigkeit und Wissensdrang.

Im Gegensatz dazu zeigen sich Schwächen im Element Feuer, wenn man zu Desinteresse, Lethargie, Engherzigkeit, Fatalismus, Begierde, Engstirnigkeit und Sturheit neigt.

Wer sich um Mitternacht erschlagen fühlt und um Mittag seine beste Zeit hat, der hat eine Schwäche in der Wandlungsfähigkeit des Elementes Feuer. Hier liegt dann eine Stagnation vor. Er ist entweder wortkarg (bei Leere) oder redet ohne Unterlaß (bei Fülle).

Feuer-Yang: Feuer ist die reine Freude am Dasein. Es ist das Yang, das am Ziel angekommen ist. Im Holz ist noch Streben nach einem Ziel vorhanden. Feuer hat keine Ziele mehr. Feuer ist ein guter Boß, der sein Ziel erreicht hat. Er kann Teil der Gemeinschaft sein, ohne sich selbst zu verlieren. Er hat die Fähigkeit, Wesentliches vom Unwesentlichen zu trennen. Sein Denken ist »Wir«. So schafft er sichere Arbeitsplätze und sorgt mit Souveränität nicht nur für seine Familie. Er behält gern die Position des Überblickes. Souveränität ist auch, zehn Stunden pro Tag unterwegs zu sein, um für andere zu sorgen – obwohl er wenig Zeit hat, seine Familie zu genießen.

Wasser heilt Feuer –
Das Alleinsein in der Gemeinschaft ist ein Teil-vom-Ganzen-Sein

Feuer-Yin ist die Lebensfreude pur. Das Herz produziert diese Energie. Das ist die weibliche Seite der Gemeinschaft – Freundlichkeit, Freunde. Rot ist die Farbe des Feuers. Rudolf Steiner sagt, Rot will nirgends hin. Es dehnt sich nicht aus, zieht sich nicht zusammen, will nicht nach oben nicht nach innen. Es will nirgends hin. Es ist da im Moment des Lebens. Feuer-Yin freut sich an allem Lebenden und genießt so die Gemeinschaft mit Menschen. Feuer ist Gemeinschaft und Wachsamkeit.

Steine des Elementes Feuer

Konzentration und Souveränität werden von diesem Element bestimmt

Feuer-Yin stärkend	Feuer-Yang stärkend
Aus dem Element Wasser, welches Feuer kontrolliert:	**Aus dem Element Wasser, welches Feuer kontrolliert:**
Andenopal, Boulder-Opal	Rotes Tigerauge
Schneeflocken-Obsidian	Bergkristall, milchig oder klar
Charoit - Kunzit	Sugilith
Falkenauge. Aquamarin	Rosenquarz
Aus dem Element Holz, welches Feuer nährt:	Sardonyx
Apophyllit grün oder weiß	Turmalinquarz
Serpentin, Koralle	Phantomquarz
Dentridenopal	**Aus dem Element Holz, welches Feuer nährt:**
Rhyolith, Amazonit	Wassermelonenturmalin
Aus dem Element Feuer:	Versteinertes Holz
Rhodochrosit	Chalzedon
Orangencalzit	Achat
Orangener Aventurin	Weißer Achat
Honigcalzit	Grossular
Opal	Turmalin – Citrin – Kreuzstein
Suchen Sie sich sieben der o.g. Steine aus, legen Sie diese sorgsam auf das Chakra, welches mit einem deutlichen Körpergefühl reagiert, indem Sie die Steine »blind« kurz auf jedes Chakra	**Aus dem Element Feuer:** Rubin, Granat, Goldtopas, Hämatit

auflegen und auf dem richtigen Chakra liegen lassen.

Oder suchen Sie sich fünf gleiche Steine aus dem Element Feuer aus. Legen Sie zwei davon neben die Schultern, zwei neben die Waden im unteren Drittel und einen unterhalb des Herzens. Liegen Sie damit 20 Minuten täglich. Achten Sie auf die Körperreaktionen und suchen Sie die Stellen nach Körpergefühl sehr sorgfältig aus.

Feueropal
Rutilquarz – Pyrit

Tragen Sie aus einem der Steine ihrer Wahl oder kombiniert ein Powerband. Über die Meridiane Ihres Handgelenkes wirken Sie auf das Element Feuer ein.

Typische Eigenschaften des Elementes Feuer

Fehlen diese oder sind sie zu dominant, dann ist dies auf eine Unstimmigkeit im Element Feuer zurückzuführen.

Alpträume, Ausdrucksvermögen, Disziplin, Ekzentrik, Erinnerungsvermögen, Geiz, Neid, Glücksempfinden, Gier, Führungskraft, Halluzinationen, Hysterie, Konzentration, Leidenschaft, Inspiration, Minderwertigkeitsgefühle, Phantasie, Schüchternheit, Selbständigkeit, Überheblichkeit, Selbsteinschätzung, Selbstsicherheit, Süchte, Träume

Dem Element direkt zugeordnet ist die Freude. Liegt eine Störung im Element vor, dann kann man sich entweder gar nicht freuen oder die Freude zeigt sich in übermäßigem Lachen, auch bei unpassenden Angelegenheiten, das sich bis zur Hysterie steigern kann.

LEBENSFREUDE – Wem die Lebensfreude abhandengekommen ist, der nehme folgende Steine: Rhodochrosit, Zoisit mit Rubin, Goldtopas, Heliotrop, Orangencalzit, Bernstein, orangen Aventurin, Honigcalzit, Opal, Gold.

Wer zu übermäßigem Lachen neigt oder so tut, als nähme er das Leben nicht ernst, der nehme folgende Steine: Rubin, Granat, Hämatit, Magnetit, Feueropal, Karneol, Rutilquarz, Pyrit, Bergkristall, Chrysopras, Silber.

1. Die Lebensfreude wird von unserem Herzen bestimmt. Es gibt Menschen, die sich gern begeistern. Aber oft fehlt diesen Menschen die wirkliche Lebensfreude. Die Begeisterung sind die Spitzen der Freude, die jedoch schnell wieder zusammenfallen, weil die Basis fehlt, die Lebensfreude. Begeisterung ist ein Ersatz für die natürliche Freude. Legen Sie sich einen der Steine auf Ihr Herz und fühlen Sie hinein, wo Ihre wahre Freude geblieben ist.
2. Wer zu übermäßigem Lachen neigt, hat oft nicht die Kraft, seine Träume umzusetzen. Die Planung bleibt im Reden stecken. Legen Sie sich einen der Steine auf Ihr Hals-Chakra und sprechen Sie laut und deutlich alles aus, was Ihnen so in den Sinn kommt. Sprechen Sie möglichst zu einem Zuhörer, der Ihre Aussagen notiert oder in ein Mikrophon, damit Sie später abhören können, was Sie gesagt haben. Reflektieren sie wörtlich, laut, was aufgezeichnet wurde. Vielleicht können sie etwas ändern.
3. Hysterie gesteht man sich nicht gern ein. Jedoch können Sie die Neigung zur Hysterie mit etwas Ehrlichkeit erkennen. Legen Sie sich dann einen Chrysopras über den Scheitel, auf jedes Handgelenk und unter die Fußsohlen. Hämatit oder Silber können Sie als Schmuck tragen: Hämatit bei Yang-Schwäche, Silber bei Yin-Schwäche. Akupunkturpunkt Le 2, zwischen großem und Nachbarzehe.

Feuer-Finger-Rune mit Aquamarin oder Rhodochrosit
Selbstbewußtsein und Gradlinigkeit stärken Herz und Verdauung.

Klemmen Sie sich je einen der oben genannten Steine unter die Achsel (das ist der Anfangspunkt des Herzmeridianes) und halten Sie die Hände offen vor sich hin. Hören Sie in sich hinein.

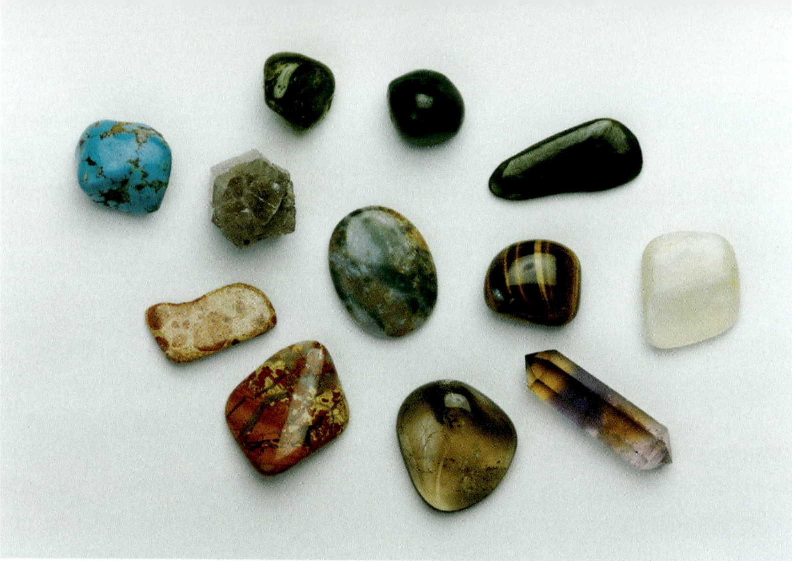

Das Element Erde

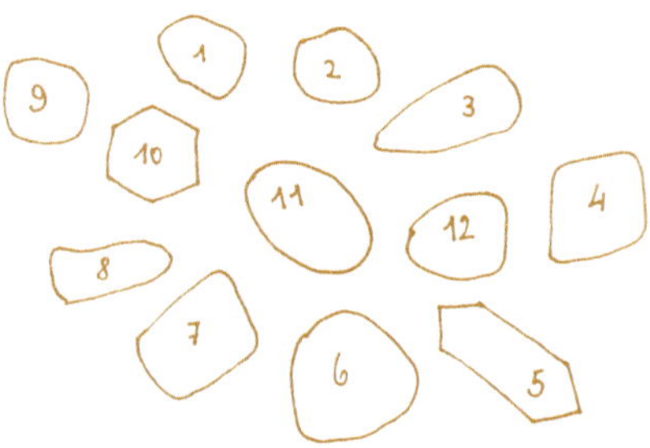

1. Olivin
2. Malachit
3. Jade
4. Mondstein
5. Amethrin
6. Rauchquarz
7. Jaspis
8. Leopardenjaspis
9. Türkis
10. Aragonit
11. Moosachat
12. Tigerauge

Schwächen in den Wandlungsphasen des Elementes Erde

Symptome bei Hitze oder Fülle	Symptome bei Kälte oder Leere
Hitzesymptome sind:	**Kältesymptome sind:**
rote Lippen	Lippen blaß
intermittierende Bauchschmerzen	Kalte Gliedmaßen, frieren
Appetitlosigkeit	Ödeme
großer Durst	ungleichmäßige Bauchschmerzen
Vorliebe für kalte Getränke	Durchfall, hell, kalt, unverdaut
Urin gelb, rot	aufgetriebener, schmerzhafter Bauch
Mundgeruch	wasserhelles Erbrechen
Zahnfleischbluten	
Karies, Zahnschmerzen	Schwäche, Müdigkeit
Brennen und Schmerzen in Magengegend	Feuchtigkeitsanfälligkeit
saures Erbrechen nach dem Essen	Appetitmangel
emotionale Ausbrüche	Brechreiz
Puls schnell, gleitend	Puls tief, langsam schwach
Zunge schmal gelblicher Belag	Zunge schmal, weißlich, feucht
Füllesymptome sind:	**Leeresymptome sind:**
Schweregefühl	gelbes, welkes Gesicht
Hungergefühle	trockene Lippen
Beklemmung	Abmagerung
Energieblockaden	druckunempfindliche Bauchschmerzen
Harter Stuhl bis Verstopfung	Magenverstimmung
Aufgetrieben fühlen	Kraftlosigkeit
Aufstoßen, übler Geschmack	weicher, formloser Stuhl
Erbrechen bitterer Flüssigkeit	Blutarmut
Schwindel	Muskelschwäche
Benommenheit	Fader oder bitterer Geschmack im Mund
Unruhe, Schlafstörungen	Übelkeit
steife und taube Extremitäten	Puls leer, verzögert
Puls tief, gleitend	Zunge welk, feucht und wenig Belag

Mindestens fünf dieser Früherkennungssymptome sind Anzeichen dafür, daß sich folgende Krankheiten anbahnen, die uns unter den westlichen Begriffen bekannt sind wie:

Magenschleimhautentzündung Magengeschwüre, Magenkrebs, Magenerschlaffung	Anämie, Magenschleimhauterkrankung, chronische Maldigestion, Bauchspeicheldrüsenerkrankung

Ausgleichende Grundnahrungsmittel – Geschmackrichtung süß

Wirkt im Körper süß, befeuchtet, entspannt, baut Energie wieder auf, verteilt

Kalt bis kühlend gegen Hitzesyndrome	Heiß bis wärmend gegen Kältesyndrome
Aubergine, Avocado, Broccoli, Champignon, Chinakohl, Mangold, Paprika, Schwarzwurzel, Sellerie, Spinat, Zucchini, Gurken	Fenchel, Kastanie, Kürbis, Süßkartoffel
Bananen, Kaki, Wassermelone, Mango, süße Äpfel, Birnen, Honigmelone, Papaya	Aprikose, Korinthe, Pfirsich, Rosinen Süßkirschen
Sojaprodukte wie Tofu und Sojamilch	Fenchelsamen, Zimt, Garam Masala, Vanille
Estragon, Kuzu, Pfeilwurzelmehl,	Pinienkerne, Pistazie, Walnuß
Ahorn- und Rübensirup, Agavendicksaft,	Fencheltee, Kokosmilch, Met, Likör
Cashewnuß, Sonnenblumenkerne	Rundkornreis
	Neutral:
	Hirse, Mais, Polenta, Kartoffeln,
	Feigen, Datteln, grüne Bohnen, Erbsen, Karotten, Rotkohl, Steckrübe, Weißkohl, Wirsing, Rindfleisch, Milch
	Sesam, Eier, Pilze

Rezepte zum Element Erde

Sie können jedes Rezept entsprechend umwandeln

Kalte Speisen nähren Yin-Erde	Warme Speisen nähren Yang-Erde
Gemüse: Zucchini	**Indianische Kürbissuppe**
F Heiße Pfanne E Öl- Zucchinischeiben M Knoblauch W Salz H Zitrone	F Heißer Topf E Butter M Paprikastreifen W Salz - Sojasoße H Tomaten, Essig F Paprika, Thymian, gekochte Rote Beete E Sirup - Kürbis extra püriert zugeben
Tofu	**Topinambur**
F Heiße Pfanne E Öl M Zwiebeln, Knoblauch W Salz H Tomaten F Paprika, Prise Kakao E Tofu zerkleinert M Cumin W Wasser, Sojasoße	F Heiße Auflaufform E Butter - Topinambur M Koriander, Ingwer W Salz H Zitrone F Curcuma E Sirup 20 - 30 Minuten in der Röhre backen
Pellkartoffeln	**Salzkartoffeln oder Backkartoffeln**
F Heißes Wasser E Kartoffeln mit Schale M Kümmel W Salz H Zitrone	F Heißes Wasser Backofen wärmen E Kartoffeln geschält Kartoffeln halbiert M Pfeffer, Lorbeer W Salz H Essig, Petersilie

Gurkensalat	
E	Gurke
M	Pfeffer
W	Salz
H	Zitrone
F	Rauke, (Prise Kakao)
E	Öl, Milch oder Yoghurt

Fenchelsalat	
E	Öl, Fenchel roh
M	Pfeffer
W	Salz
H	Essig
F	Curcuma (oder Prise Kakao)
E	Sonnenblumenkerne angeröstet

Emotionales zum Element Erde

Die entscheidende Prägungsphase ist die Kleinkindzeit bis zum 10. Lebensjahr, wenn unser drittes Energiezentrum, der Solar Plexus geprägt wird. Die Bewährungszeit ist die der Existenzgründung.

Das Yang des Elementes Erde beeinflußt uns bezüglich innerer Harmonie und Ausgleichsvermögen auf allen Ebenen.

Das Yin des Elementes hat Einfluß auf die Fähigkeit, sich zu zentrieren, in der eigenen Mitte zu bleiben. Das ist die sofortige Fähigkeit zu Einsicht und Überlegung – und zu einer gesunden Kritik. Hier liegen Harmonie, Heilung und Zerstörung eng beieinander.

Ein ausgeglichenes Element Erde befähigt uns zu Vernunft, zu Schaffensfreude und dazu, das Vordergründige und Wesentliche zu erkennen. Gesunde Erde bedeutet Zuverlässigkeit, Stabilität, Verantwortung, mit beiden Beinen auf der Erde stehen können.

Anzeichen für Schwäche in dem Element sind Tagträumerei, keine Existenz gründen können, verantwortungsloses Handeln. Dieser Mensch will versorgt werden, ist instabil, wankelmütig, grübelt gern und ist doch ehrgeizig.

Wer zu Sonnenaufgang schwach ist und nach Sonnenuntergang munter wird, der hat eine Schwäche in der Wandlungsphase der Erde. Diese Menschen sind entweder überfürsorglich (bei Fülle) oder beklagen sich ständig (bei Leere).

Erde-Yang ist die reine Freude am Geben und Umsorgen, Freude am Reifen der goldenen Früchte, Geben und Teilen ohne Hintergedanken oder den Wunsch nach Gegenleistung. Die Sonne scheint auf alle ohne Unterschied. Mitdenken, mitfühlen können, ein aktiver Teil der Gemeinschaft zu sein, der die Grenzen der Freiheit aller wahrt, ein Abteilungsleiter, der beurteilen kann, wer an welchem Platz glücklich ist und seine Aufgabe gut erfüllen kann. Zu starkes Streben nach Vollkommenheit kann jedoch im Magen ein Feuer entzünden. Dann schießt das Yang über und frißt das Yin auf.

Holz heilt Erde – sich Ärgern vertreibt Sorgen – spontanes Handeln vertreibt Zögern

Erde-Yin ist die Bereitschaft, ohne Urteil den Segen des Lebens mit jeder Pore aufzunehmen und zu einem Teil von uns zu machen: Habe Sonne im Herzen, ob's stürmt oder schneit. Gutgläubigkeit und »Harmlosigkeit« dem Nächsten gegenüber – das ist das Yin der Erde, Verständnis für jede Situation, ohne über andere ein Werturteil zu fällen. Das Yin der Erde ist die Opferbereitschaft aus reinem Herzen, ohne die Vorurteile einer sich emanzipierenden Gesellschaft. Das ist die Harmlosigkeit und Opferbereitschaft eines Hans im Glück, der sich nicht verletzen läßt, weil er die Dinge harmlos sieht, ohne zurückzuschlagen und ohne Rechnen auf Dankbarkeit oder Gegenleistung. Er ist frei von dem Gift der Gereiztheit.

Erde ist Mitgefühl. Bedauern darf nicht mit Mitleid verwechselt werden. Im Mitleid wird nicht aufgelöst, sondern es entstehen Kristalle der Tätigkeit. Mitleid weint nicht, sondern hilft.

Steine zum Element Erde

Gelassenheit und innere Ruhe werden von diesem Element bestimmt

Erde-Yin stärkend	Erde – Yang stärkend
Aus dem Element Holz, welches Erde kontrolliert:	**Aus dem Element Holz, welches Erde kontrolliert:**
Apophyllit	Versteinertes Holz
Serpentin	Chalzedon grau – rötlich
Dentridenopal	Achate aller Färbungen
Rhyolith	Rhyolith
Amazonit	Smaragd
Koralle rot	Grossular
Aus dem Element Feuer, welches Erde nährt:	Grüner Turmalin
Blutjaspis, Heliotrop	Citrin
Orangencalzit	Kreuzstein
Honigcalzit	**Aus dem Element Feuer, welches Erde nährt:**
Opal	Granat
Aus dem Element Erde:	Rubin
Olivin	Zoisit mit Rubin
Jade schwarz	Magnetit
Mondstein	Feueropal
Ametrin	Bernstein
Rauchquarz	Karneol
Türkis	Rutilquarz – Pyrit
Aragonit	**Aus dem Element Erde:**
	Malachit
	Jade grün
	Jaspis
	Moosachat
	Tigerauge
Wählen Sie einige der o. g. Steine aus, legen Sie diese zu einem Mandala und versuchen Sie, dieses Mandala mit Ihrem Solar Plexus zu spüren, um die Energie aufzunehmen. Oder wählen Sie fünf Steine aus dem Element Erde, legen Sie je einen zwischen Oberarm und Körper, einen unter das Herz-Chakra des Rückens und einen zwischen die Waden.	Tragen Sie aus einem oder mehreren der o. g. Steine eine Kette um den Hals oder ein Fußkettchen um die Knöchel.

Typische Eigenschaften des Elementes Erde

Fehlen diese oder sind sie zu dominant, dann ist dies auf eine Unstimmigkeit im Element Erde zurückzuführen.

Apathie, Appetit, Ausgewogenheit, Behutsamkeit, Beziehungsfähigkeit, Diskriminierung, Eifersucht, Entscheidungsschwierigkeiten, Erdung, Harmonie, Intuition, Liebesfähigkeit, Müdigkeit, Negativität, Reife, Schuldgefühle, Sorglosigkeit, Überfürsorglichkeit, Stimmungsschwankungen, Verantwortungsgefühl, Verständnis, Zentrierung, Zwangsneurosen.

Dem Element Erde direkt zugeordnet wird die Sorge um andere und Dinge. Sich sorgen im ausgewogenem Sinne. Überfürsorglichkeit ebenso wie absolute Sorglosigkeit zeigen eine Störung im Element Erde an.

SORGEN

1. Allzu große Sorglosigkeit – Tragen Sie einen Anhänger, eine Kette oder ein Powerband aus einem Chrysopras. Alternativ sind folgende Steine aus dem Element Erde geeignet: Olivin, Malachit, Jade, Ametrin, Rauchquarz, Jaspis, Aragonit, Moosachat, Tigerauge.
2. Überfürsorglichkeit – Da kommt das Shen nicht zur Ruhe, d. h. da irrt eine fehlgeleitete Kraft durch Ihre Gedanken. Legen Sie sich täglich für 15 Minuten einen undurchsichtigen Saphir auf die Stirn, das entspannt die Gedankenregion.
3. Bei Magen- und Verdauungsbeschwerden – Essen Sie vier Wochen lang nur neutrale Lebensmittel. Tragen Sie einen Anhänger aus Ametrin direkt auf dem Solar Plexus.

STIMMUNGSSCHWANKUNGEN

Da stimmt die Mitte nicht. Ich zähle hier eine Menge von Steinen auf: Feuerachat, Amethhyst, Aventurin, Azurit-Malachit, Versteinertes Holz, Bergkristall, Citrin, Diopsid. Elfenbein, Granat, Labradorit, Mondstein, Opal, Onyx, Peridot, Rosenquarz, Rhodochrosit, Rubin, Topas.

Legen Sie diese neben sich. Nehmen Sie jeweils einen in die Hand, ohne zu wissen, welcher es ist, und probieren Sie auf jedem Chakra aus, wo er liegen will. Bis jedes Chakra einen Stein hat. Liegen Sie so zehn Minuten bei entspannender Musik.

Erde-Finger-Rune mit Mondstein und Malachit
Vertrauen, Gelassenheit und Maßhalten stärken Magen Milz und Bauchspeicheldrüse.

Nehmen Sie einen Malachit in die rechte Hand, in die linke einen Mondstein. Legen sie die flache Hand auf die Knie, den Stein in der Hand nach oben geöffnet. Entspannen Sie sich so.

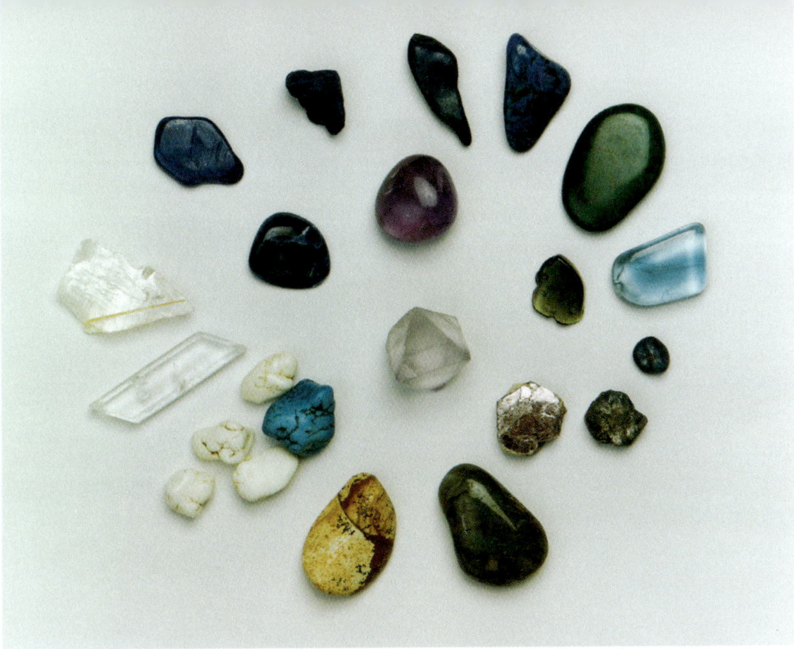

Das Element Metall

1. Topas
2. Saphir
3. Lepidolith
4. Labradorit
5. Landschaftsjaspis
6. Magnesit
7. Selenit
8. Lapislazuli
9. Azuri
10. Dumortierit
11. Chrysokoll
12. Moldavit
13. Fluorit
14. Sodalith
15. Amethyst

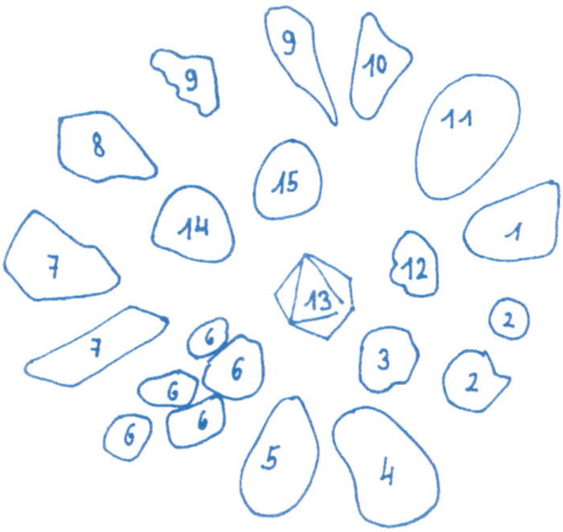

Schwächen in den Wandlungsphasen des Elementes Metall

Symptome bei Hitze oder Fülle	Symptome bei Kälte oder Leere
Diese Symptome sind eine unechte Hitze oder Fülle, weil sie nur bei einem Kollaps der Kältesymptome auftreten:	**Kältesymptome:**
	kälte- und windempfindlich
	Schnupfen
	Husten mit flüssig, weißem Auswurf
	eiskalte Gliedmaßen
Husten	Bauchschmerzen und Bauchrumoren
Schnupfen	viel, heller Urin
Grippe	weicher, grüner Stuhl
Mandelentzündung	Schmerzen oder Fülle im Thorax
Nebenhöhlenentzündung	kann nicht auf dem Rücken liegen
Heuschnupfen	Ödeme
Sommergrippe	Abwehrschwäche
	Wetterfühligkeit
	Zunge feucht, weiß
	Leeresymptome:
	Kälteempfindlichkeit
	kurzer Atem, leise Stimme
	Lustlosigkeit zu reden
	eiskalte Gliedmaßen
	Schwäche
	chronischer Husten
	Haut trocken, welk; Haarausfall
	rote Wangen
	Analprolaps
	Infektionsanfälligkeit
	Chronischer Durchfall
	Zunge blaß, wenig oder ohne Belag

Mindestens fünf dieser Früherkennungssymptome deuten darauf hin, daß sich schwerwiegende Krankheiten anbahnen wie:

Schüttelfrost	Bronchitis, Sommergrippe
Tuberkulose	Infektionsanfälligkeit der Atemwege
Grippe, Schnupfen, Husten	Erkältungen, chronische Allergien
Mandelentzündung	Asthma
Nebenhöhlenentzündung	Impotenz, Frigidität

Ausgleichende Nahrungsmittel – Geschmackrichtung scharf

Kalt bis kühlend gegen Hitzesyndrome	Heiß bis wärmend gegen Kältesyndrome
Reis	Cayennepfeffer, Chili, Curry, Muskat, Nelken, Pfeffer, Piment
Kohlrabi, Radieschen, Rettich, Blumenkohl	Hafer
Pute oder Truthahn, Gans	Lauch, Meerrettich, Zwiebeln
	Hirsch, Reh, Wildschwein
Neutral: Hase	Harzer Käse, fermentierter Käse u. a.

Rezepte zum Element Metall

Sie können jedes eigene Rezept entsprechend umwandeln

Kalte Speisen nähren Yin-Metall

Reis	
M	Reis in Topf geben
W	Wasser zugeben bis 1 cm über Reisrand
H	Zitrone
F	Kochen mit offenen Deckel, bis sich Krater bilden, dann Deckel drauf und ca. 20 Minuten ziehen lassen

Warme Speisen nähren Yang-Metall

Haferküchle	
M	200 g Haferflocken (Haferschrot)
W	1/8 l heiße Gemüsebrühe
H	Zitrone
F	Curcuma oder Paprika
E	Sellerieblätter oder Selleriesalz
M	Senf, Pfeffer
W	Sojasoße, 10 Min ziehen lassen
H	Petersilie
F	Heiße Pfanne
E	2 Eier unterkneten, Küchel formen
E	Öl – Küchel darin anbraten

Kohlrabi – (Rettich als Gemüse)

F Heißer Topf
E Öl
M Kohlrabi, wenig Muskat
W Wasser, Salz
H Petersilie
F Wenig Curcuma (Gelbwurz)
E Sesam

Lauch

F Heißer Topf
E Butter – Erdnüsse o. a.
M Zwiebeln anbraten, Lauch zugeben
W Wasser, Gemüsebrühe
H Zitrone
F Curcuma
E Sahne

Kokosmilch – neutral

M Ingwer, Kokosflocken in Topf
W Wasser zugeben
H Zitrone
F Aufkochen, 1/2 Stunde köcheln, durchsieben. Die Kokosmilch wird yangisiert durch Kochen bis zum Andicken.

Yogitee

M Ca. 2 TL. Yogitee
W 1/2 l Wasser
H Weißwein (Zitrone)
F 10 Min. köcheln, 10 Min ziehen
E Milch und süßen

Rettichsalat

M Rettich schnitzeln, Pfeffer
W Salz, Sojasoße
H Zitrone
F Prise Kakao
E Öl

Hafermüsli oder Haferplätzchen

F Heißer Topf
E Sesam (Sonnenblumenkerne) rösten
M Haferflocken, Koriander rösten
W Prise Salz, Wasser
H Zitrone oder Zitronenschale
F Kakao (Rotwein)
E Pflaumen, Kokosflocken o. Milch
E Süßen mit Honig, o. a.
M Ingwer, Kardamon

Emotionales zum Thema Metall

Traurigkeit gehört zum Element Metall.

Die Prägungszeit des Elementes Metall ist in der Jugendzeit nach der Pubertät. Es ist die Prägungszeit des 4. und 5. Chakras. Es ist die Zeit, in der wir lernen, uns durch Ausdruck zu profilieren. Wir haben viele Ideen und versuchen, sie in Worte zu fassen. Das Yin des Elementes Metall ist verantwortlich für unsere Fähigkeit, unserem Leben Ordnung und Rhythmus zu geben. Das Yang des Elementes gibt unserem Körper die Fähigkeit, Nahrung und Luft in Energie umzuwandeln und diese im Körper zu verteilen. Im Emotionalen heißt das, feststehende Regeln anzunehmen und daraus Energie zu schöpfen. Zen-Regeln sind ein Ausdruck dieser Fähigkeit.

Ein gesundes Verhältnis im Element Metall befähigt uns zu Gerechtigkeitssinn, Vorurteilslosigkeit, Güte, Selbstbewußtsein, der Gabe zu Verzeihen, Erfahrungen anzunehmen und verleiht uns wegen all dieser Dinge und der Wahrheitsliebe zu Vertrauenswürdigkeit.

Anzeichen für Schwäche in dem Element sind Reaktionen wie Subjektivität, emotionale Kurzsichtigkeit, Kritiksucht, Mißgunst, Festhalten-Wollen, Starrsinn, Unbeweglichkeit, Entscheidungsunfähigkeit.

Wer mittags müde ist und nachmittags voller Kraft ist, der hat eine Schwäche im Element Metall. Er kann nicht nachgeben bei Fülle und nicht nein sagen, bei Leere.

Metall-Yang ist die Bereitschaft, zurückstehen zu können, Ärger in Vergeben zu verwandeln. Der Mensch besitzt eine Bereitschaft zu verstehen auf tiefer, emotionaler Ebene. Selbstlosigkeit und Verläßlichkeit sind Yang-Eigenschaften. Rhythmus transformiert Chaos. Yang ist die Fähigkeit, feste, unumstößliche Regeln widerstandslos zu akzeptieren. Der Herbst ist da, die Blätter fallen, die äußeren Aktivitäten machen der inneren Ruhe des Elementes Metall Platz.

Feuer heilt Metall – Freude vertreibt Trauer

Metall-Yin ist der Luft sehr ähnlich. Luft ist nicht die Botschaft, sondern Träger der Botschaft. Klangwellen setzen sich mit Hilfe von Luft fort, ebenso Gedankenwellen und Gefühle. Luft ist nicht der Gedanke, er ist der Träger, die Verbindung zwischen zwei Punkten, dem Sender und dem Empfänger. Unsichtbar, nicht fühlbar, nur der Wind macht sie fühlbar, thermische Veränderungen machen sie fühlbar. Dieses hinter den Dingen stehen, früher eine Tugend, Bescheidenheit, kommt in unserer sich emanzipierenden Gesellschaft etwas kurz. Aber sie ist ein wichtiger Teil unseres Lebens und der weiblichen Qualität. Loslassen, Träger der Lebensessenz zu sein ohne viel Aufhebens, in zarter Bereitschaft zu dienen. Metall-Yin ist die Bereitschaft, die Dinge zu tun, die getan werden müssen. Der Beamte, der die Basis einer funktionierenden Gesellschaft aufrechterhält.

Steine des Elementes Metall

Die Fähigkeit, Dinge und Erinnerungen loszulassen, bestimmt dieses Element.

Metall-Yin stärkend	Metall-Yang stärkend
Aus dem Element Feuer, welches Metall kontrolliert:	**Aus dem Element Feuer, welches Metall kontrolliert:**
Rhodochrosit	Rubin
Orangencalzit	Granat
Opal	Blutjaspis
Aus dem Element Erde, welches Metall stärkt:	Bernstein
Olivin	Rutilquarz
Mondstein	**Aus dem Element Erde, welches Metall stärkt:**
Ametrin	Malachit
Rauchquarz	Jade
Türkis	Jaspis
Aragonit	Moosachat
	Tigerauge

Metall-Yin stärkend (Fortsetzung)	*Metall-Yang stärkend (Fortsetzung)*
Aus dem Element Metall: Topas Saphir Lepidolith Landschaftsjaspis Magnesit Lapislazuli Dumortierit Chrysokoll Fluorit Amethyst Suchen Sie sich einen oder mehrere der Steine als einen Anhänger mit relativ kurzer Kette aus. Der Stein soll zwischen Hals und Herz hängen. Oder suchen Sie drei gleiche Steine aus, legen davon je einen über die Kuhle am Schlüsselbein auf die Schultern und einen auf das Herz-Chakra oder die Körpermitte. Liegen Sie so täglich 20 Minuten.	**Aus dem Element Metall:** Topas Labradorit Sodalith Landschaftsjaspis Tragen Sie aus einem oder mehreren Steinen Ihrer Wahl ein Powerarmband um das Handgelenk.

Typische Eigenschaften des Elementes Metall

Fehlen diese oder sind sie zu dominant, dann ist dies auf eine Unstimmigkeit im Element Holz zurückzuführen.

Behutsamkeit, Beruhigung, Blockaden, Demut, Depressionen, Disziplin, Vorurteilslosigkeit, Gerechtigkeit, Güte, Verzeihen können, Erfahrung annehmen, Vertrauen, Impotenz, Melancholie, Minderwertigkeitsgefühle, Schlaf, Schüchternheit, Selbstachtung, Selbstlosigkeit, Sinne, Treue, Trauer, Tugend, verdrängte Gefühle, Klarheit der Entscheidung.

Dem Element Metall direkt zugeordnet ist das Gefühl der Trauer. Trauer muß ausgelebt werden, sonst verdrängen wir unsere gesamte Gefühlswelt.

Kann jemand nicht trauern, schädigt er damit das Element Metall. Übermäßige Trauer, gemischt mit Ärger erzeugt Depressionen.

TRAUER – bei übermäßigen Trauergefühlen hilft der Onyx. Als Wasserstein entzieht er dem Element Metall die Kraft gemäß dem Mutter-Sohn-Prinzip.

1. Nehmen Sie ihn einfach in die Hand und spielen Sie mit ihm – oder tragen Sie ein Powerarmband aus Onyx um Ihr Handgelenk.
2. Wenn sie sich die Zeit nehmen wollen, sich hinzulegen, dann legen Sie sich je einen Citrin kurz unterhalb des Bauchnabels und je einen auf Lu1, den Punkt in der Kuhle unterhalb des Schlüsselbeines, etwa eine Handbreit von der Mitte nach außen. Auf die Weise entsteht ein Dreieck.

VERGEBUNG – LOSLASSEN – Auch bei diesen Gefühlen handelt es sich um eine Stagnation im Element Metall. Mit einem Wasserstein der besonderen Art können wir diesen Energiestau wieder zum Fließen bringen.

1. Nehmen Sie vier rosafarbene Kunzite und legen Sie diese folgendermaßen zu einem Viereck: einen etwa 3 cm über dem Herzen auf die Thymusdrüse, einen etwa 2 cm unterhalb des Bauchnabels und je einen neben die Brust, zwischen Brust und Oberarm. Er kann auch auf dem Oberarm liegenbleiben. 10 - 20 Minuten entspannen.
2. Nehmen Sie einen der Kunzite in die Hand und lassen Sie die ganze Weisheit der Liebe dieses Steines bewußt in sich einfließen. Versuchen Sie, in dem Strom Ihre Probleme loszulassen.

Metall-Finger-Rune mit Onyx

Demut, Loslassen, Anpassen stärken die Atemwege.

Legen Sie sich einen Onyx auf die Knie, legen Sie die Hände darauf und gehen Sie tief in sich.

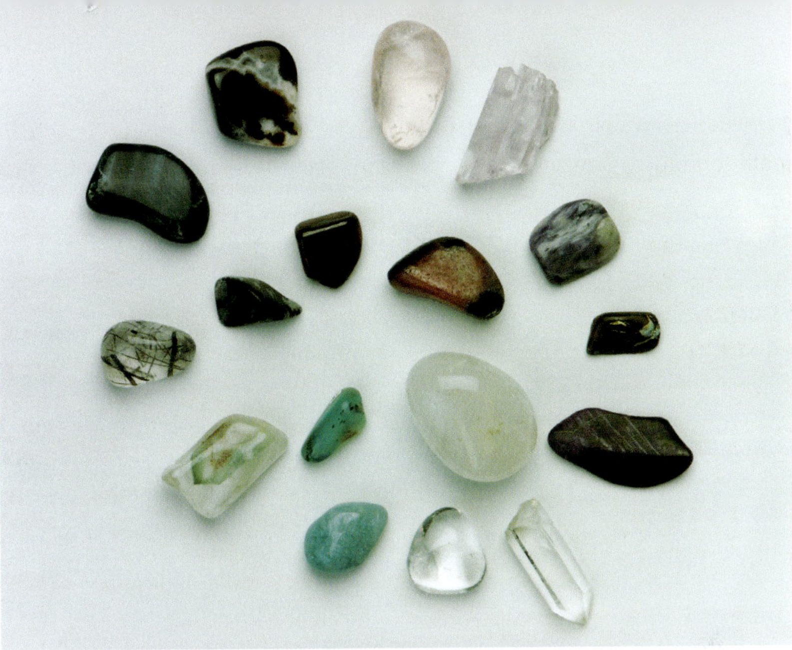

Das Element Wasser

1. Andenopal
2. Obsidian
3. Rotes Tigerauge
4. Rhodonit
5. Milchquarz
6. Bergkristall
7. Sugilit
8. Boulderopal
9. Charoit
10. Kunzit
11. Rosenquarz
12. Sardonyx
13. Falkenauge
14. Turmalinquarz
15. Phantomquarz
16. Aquamarin

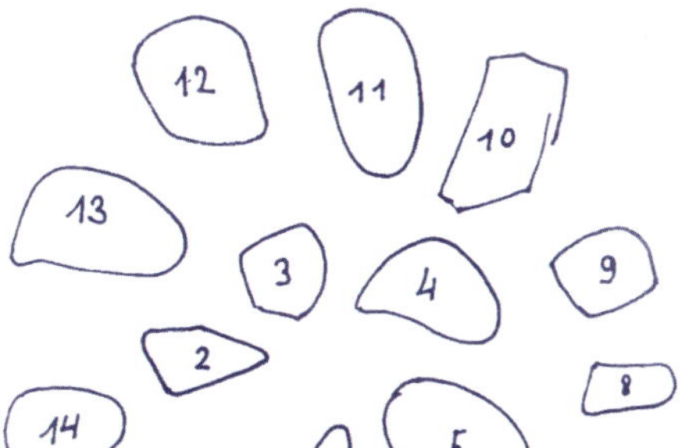

Schwächen in den Wandlungsphasen des Elementes Wasser

Symptome bei Hitze oder Fülle	Symptome bei Kälte oder Leere
Ohrenrauschen, Schwerhörigkeit	kalte Gliedmaßen
Taubheit, Schwindel	Müdigkeit, Erschöpfung
Lichtempfindlichkeit	Impotenz, Frigidität
Kalter Schweiß	Kälte der Lenden und Hüften
Nachtschweiß	nächtlicher Durchfall
heiße Handflächen und Fußsohlen	Ödeme, Wasseransammlungen
leicht erhöhte Temperatur	Harntröpfeln
Harngrieß	graue Haare
Potenzstörungen	Ängstlichkeit
Schlafstörungen	Schwerhörigkeit
Haarausfall	Kälteempfindlichkeit, Frieren
wenig Menstruationsblutung	Blähbauch, Schwellungen
Hitze und Schmerz beim Wasserlassen	Atemnot bis Asthma
	Augenränder
	Gedächtnisschwäche, Vergeßlichkeit
	Antriebsmangel

Mindestens fünf dieser Früherkennungssymptome deuten darauf hin, daß sich folgende Krankheiten ankündigen, die wir unter den westlichen Bezeichnungen kennen, wie:

Chronische Erkrankungen der Blase und Niere, Infekte	Chronische Harnweginfekte
Bluthochdruck	Nierenentzündung und -erkrankungen
Tinnitus	Blasenentzündung
Nierensteine	Depressionen, Angstphobien
	Hexenschuß, Ischias
	Degenerative Gelenkerkrankungen
	Rheumatische Arthritis
	Schilddrüsenunterfunktion

Ausgleichende Nahrungsmittel – Geschmacksrichtung salzig

Kalt bis kühlend gegen Hitzesyndrome	Heiß bis wärmend gegen Kältesyndrome
Algen, Mungobohnen, Kichererbsen, Sojabohnen Agar-Agar, Miso, Salz, Sojasoße Mineralwasser Tintenfisch, Calamari	alle Fische, besonders gegrillt oder gebraten und geräuchert Neutral: Adukibohnen, Erbsen, Linsen, rote Sojabohne, Saubohne, Karpfen

Rezepte zum Element Wasser

Sie können Ihre eigenen Rezepte umwandeln, beachten Sie die Reihenfolge.

Kalte Speisen nähren Yin-Wasser

Miso-Suppe	
W	Wasser in Topf
H	Grieß einrühren
F	Kochen
E	Estragon (Pfeilwurzelmehl oder geraspelte Kartoffeln)
M	Cumin (rote Linsen) Topf vom
W	Herd nehmen und Miso einrühren, das vorher in etwas Wasser separat gelöst wurde
H	Mungobohnensprossen

Mungobohnensprossen: 20 Stunden einweichen, 10 Stunden feucht halten, dann bilden sie bereits Keime

Warme Speisen nähren Yang-Wasser

Fischsuppe	
F	Wasser kochen mit Wacholderbeeren
E	Fenchel und Möhren zugeben
M	Lauch, Lorbeerblätter, Pfefferkörner
W	Salz (rote Linsen) Fischstücke
H	Zitronensaft
F	Frischen Dill, Oregano
E	Kokosmilch

Alle gegrillten und stark angebratenen Fischsorten. Im Süden werden sie fritiert. Das ist die höchste Yang-Stufe.

Emotionales zum Thema Wasser

Ängste gehören zum Element Wasser.

Die Prägungszeit des Elementes Wasser ist die Zeit des Babyalters, das erste und zweite Lebensjahr. Wasser ist das eigentliche Yin-Element. Das heißt auch, das Ausgeliefertsein ohne jede Kontrolle. Die Bewährungszeit ist das Alter. Der Chinese sagt, mit 50 kommt noch einmal das Element Wasser ins Dasein.

Das absolute Yin des Wassers hat Einfluß auf unsere Ausdauer und Widerstandskraft auf allen Ebenen. Die Chinesen sagen, daß das Gehirn einen direkten Bezug zum Element Wasser hat, wie ein Nebenorgan von Niere und Blase. Deshalb ist ein ausgeglichenes Element Wasser auch Spiegel unserer Nervenkraft und Anpassungsfähigkeit.

Das Yang des Wassers läßt uns bei allen Angelegenheiten einen klaren Kopf bewahren.

Im Wasser liegen die Möglichkeiten für Antrieb oder Stumpfsinn, für Mit-dem-Leben-fließen oder Versumpfen.

Bei gesundem Wasser sind wir in der Lage, bescheiden zu sein, hilfsbereit, mitfühlend, ausgewogen, geduldig und weise.

Anzeichen für Schwäche sind Feindseligkeit, innere Spannung und Mißtrauen.

Wer abends müde wird und um Mitternacht lebendig, der hat eine Schwäche im Element Wasser.

Wasser-Yin fragt nicht, es nimmt die Dinge, wie sie kommen, und reinigt sie in Unschuld. Auch Wasser macht keinen Unterschied zwischen Schuld und Unschuld. Yin ist die Fähigkeit, sich und andere zu schützen, zu reinigen, Ruhe zu bewahren, um Kräfte für neues Erblühen zu sparen. Wasser-Yin ist die Fähigkeit, auszuharren, zu warten und geschehen zu lassen. Es ist die Fähigkeit des Flusses, der immer der Fluß bleibt, ob er über Felsen stürzt oder gemächlich durch weites Land zieht, durch Städte eilt oder Stürme, Gewitter und Kriege über sich ergehen läßt. Er durchfließt alles klaglos. Selbst wenn er sich aufgeben muß, um eins zu werden mit dem Meer, er tut es einfach. Ein harter Gegenstand zerschellt am Felsen. Wasser umspült ihn.

Erde heilt Wasser – sich um andere kümmern heilt Ängste.

Wasser-Yang ist Mut und empfangende Wachsamkeit. Der wachsame Teil in der großen Empfänglichkeit des Elementes, der den zarten Impulsen lauscht wie eine werdende Mutter der ersten Regung des Kindes in ihrem Bauch lauscht und bereit ist, alles zu tun, um das keimende Leben zu schützen, damit es wachsen kann. Ohren für das Zarte – das ist Wasser-Yang, die Fähigkeit, im Kleinen zu wirken und kleine Aufgaben korrekt und geduldig zu erfüllen.

Viel Wasser hat viel Macht. Jeder Starrsinn wird im Wasser geknickt wie jeder Stein von der Geduld des Wassers ausgehöhlt wird. Wasser ist arglos und verletzt normalerweise nicht.

Steine des Elementes Wasser

Hingabe und Mut bestimmen dieses Element

Wasser-Yin stärken	Wasser-Yang stärken
Aus dem Element Erde, welches das Wasser kontrolliert. Oft hängen Probleme in diesem Element mit der eigenen Mutter zusammen:	**Aus dem Element Erde, welches das Wasser kontrolliert. Oft hängen Probleme in diesem Element mit der eigenen Mutter zusammen:**
Olivin	Malachit
Mondstein	Jade
Ametrin	Jaspis
Rauchquarz	Moosachat
Türkis	Tigerauge
Aragonit	
Aus dem Element Metall, welches Wasser stärkt:	**Aus dem Element Metall, welches Wasser stärkt:**
Saphir	Topas
Lepidolith	Labradorit
Landschaftsjaspis	Dumortierit
Selenit	Chrysokoll
Azurit	Moldavit

Fluorit
Moldavit

Aus dem Element Wasser:
Andenopal
Wasseropal, Girasol
Schneeflocken-Obsidian
Boulder-Opal, Charoit
Kunzit - Aquamarin

Legen Sie einen oder mehrere der Steine in eine Schüssel und stellen Sie Ihre Füße auf die Steine, füllen Sie soviel lauwarmes Wasser auf, bis es über Ihre Knöchel reicht.

Oder suchen Sie sich fünf o. g. Steine aus, legen je zwei unter und neben die Taille und einen auf das erste Chakra – für täglich 20 Minuten.

Aus dem Element Wasser:
Rotes Tigerauge
Rhodonit
Quarze klar oder milchig
Sugilith
Rosenquarz
Sardonyx
Falkenauge
Turmalinquarz
Phantomquarz

Tragen Sie einen oder mehrere der Steine Ihrer Wahl als Kette.

Typische Eigenschaften des Elementes Wasser

Fehlen diese oder sind sie zu dominant, dann ist dies auf eine Unstimmigkeit im Element Wasser zurückzuführen.

Ängste, Antriebslosigkeit, Apathie, Unruhe, Beziehungsängste, Empfindsamkeit, Empfänglichkeit, Bescheidenheit, Feindseligkeit, Hilfsbereitschaft, Mitgefühl, Weisheit, Feindseligkeit, innere Spannungen, Mißtrauen.

Dem Element Wasser wird die Emotion der verschiedenen Ängste zugeordnet. Ängste waren früher lebensnotwendig. Sie hatte die Aufgabe, durch Zittern und Erschauern des Körpers Bioenergie und Adrenalin freizusetzen. Mit dieser gewonnenen Stärke war man in der Lage, hellwach zu sein, um mit dem Feind zu kämpfen. Das ist heute nicht mehr nötig. Wer unter Ängsten leidet, hat seine Problematik im Element Wasser:

ÄNGSTE

1. Tragen Sie eine Kette aus Rosenquarz und/oder aus Sodalith um Hals oder die Hüften.
2. Tragen Sie auf beiden Seiten der Arme Powerbänder aus Sodalith oder Schneeflocken-Obsidian.
3. Legen Sie sich in ein Energiefeld aus Rosenquarz. Entweder 1 kg Trommelsteine in Eiform um den Körper legen oder zwölf Brocken à 30 - 50 g neben die Gelenke des Körpers und je einen etwas schwereren über den Kopf und einen unterhalb der Beine in die Mitte.

MUT – Ängsten steht die Kraft des Mutes gegenüber. Besonders der Sodalith ist als der Stein bekannt, der den Mut auf sanfte Weise fördert.

1. Tragen Sie eine Kette oder ein Armband aus Sodalith.
2. Oder legen Sie sich diese Steine unter das Kopfkissen. Zusätzlich können Sie mit den Gedanken über das, was für Sie mutig ist, einschlafen. Die Gedanken werden in Ihren Träumen weiterarbeiten, und Sie bekommen im Schlaf das, was Sie sich wünschen.
3. Massieren Sie sich den unteren Teil des Hinterkopfes mit einem Amethyst, insbesondere die Partie zwischen und etwas über den Ohren. Dort sitzen die Nerven, welche die Reaktionen auslösen, die Sie brauchen, um mutiger zu sein.

Wasser-Finger-Runen mit Rosenquarz und Lapislazuli

Antrieb, Auftrieb, Mut, Tapferkeit stärken das Wasser-Yang.

Rosenquarz: Nehmen Sie in jede Hand einen Rosenquarz, schließen Sie die Hände zur lockeren Faust und kreuzen Sie die Hände über der Brust. Denken Sie an das, was Sie vorhaben.

Lapislazuli: Unsere altbewährte Gebetshaltung setzt gewaltige Kräfte in uns frei. Probieren Sie es – die Fingerspitzen berühren sich und halten einen Lapislazuli fest – die Handflächen berühren sich nicht.

Emotionale Reizwörter

Wie reagieren Sie auf folgenden Reizwörter?

Die heftigsten emotionalen Reaktionen zeigen an, in welchem Element Sie eine Fülle oder Leere haben.

Schreiben Sie in die Spalten ihre Reaktion auf diese Worte. Füllen Sie erst einmal nur die Spalten aus, welche die heftigsten emotionalen Reaktionen hervorrufen. Gewöhnlich bedeutet heftige Begeisterung Fülle im Element und heftige Ablehnung Leere in dem Element.

Anpassung Demut	Sanftheit Weiblichkeit	Arbeit Spontaneität	Boß Gemeinschaft	Mutter Gerechtigkeit
Metall	**Wasser**	**Holz**	**Feuer**	**Erde**

Yang-Steine Topas Rosenquarz Turmalin Rubin Malachit
Yin-Steine Lapislazuli Aquamarin Chrysopras Orangencalzit Mondstein
Neutrale Steine Saphir Sardonyx Smaragd Rhodochrosit Aragonit

Elemente und Organe

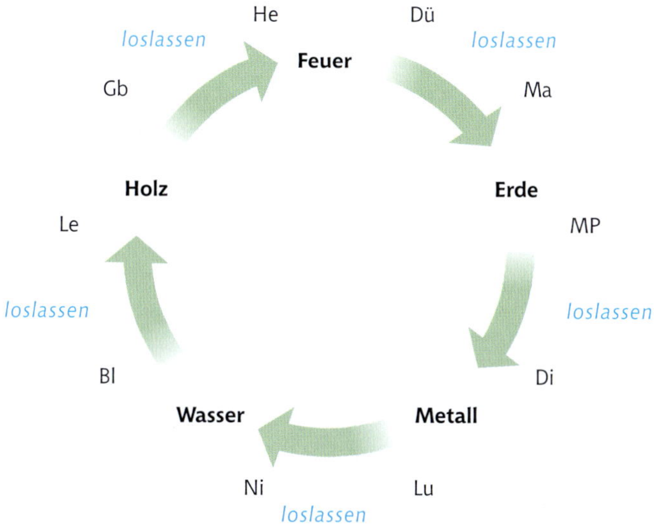

Abkürzungen der Organbezeichnungen und offensichtlichen Symptome

Dü – Dünndarm	rote Gesichtsfarbe, empfindliche Zunge
He – Herz	beides sind Streß-Organe des Feuerelementes
Ma – Magen	gelbe Gesichtsfarbe, empfindlicher Mund und Lippen
MP – Milz/Pankreas	beides sind Streß-Organe des Erdelementes
Di – Dickdarm	weiße Gesichtsfarbe, empfindliche Haut
Lu – Lunge	Haut und Nase sind Streß-Organe des Metallelementes
Bl – Blase	graue Gesichtsfarbe, weiße Haare, Haarausfall
Ni – Niere	Haare und Ohren sind Streß-Organe des Wasserelementes
Gb – Gallenblase	grünliche Haut, empfindliche Augen
Le – Leber	Augen sind Streß-Organe des Holzelementes

Farbige Elementekarten

Das komplizierte und komplexe Wissen der gesamten Weltordnung ist Formen und Farben implizit. Deshalb können wir ganz leicht über Ablehnung oder Zuneigung die Regeln dieser Weltordnung verstehen. Die Symbole der Elementekarten sprechen eine eindeutige Sprache, die uns als Archetypen, d. h. Seelenbilder sehr bekannt sind.

So kann man hellsichtig erkennen, daß während der kalten Jahreszeit hellblauer Äther aus der Erde strömt, die reinigt und beruhigt. Während des Frühlings verströmen die Pflanzen grünen Äther. Während der Sommermonate strömt aus der Sonne und dem Kosmos orangeroter Äther auf die Erde. Gelber Äther läßt die Früchte reifen. Weißer Äther umhüllt die Erde zur Zeit des Herbstes. Diesen atmet die sterbende, welkende Natur aus.

Es ist die Natur während der wechselnden Jahreszeiten, die uns die besonderen Fälligkeiten, sich ewig wiederholend, nahebringen kann.

Die dunklen Farben stärken die Yin-Kraft in uns, deswegen tragen Südländerinnen gerne schwarz. Die hellen Farben stärken die Yang-Kraft in uns. Sie haben mehrere Möglichkeiten, die zu den Elementen passenden Steine zu wählen:

Wählen Sie jeden Morgen unter den Elementekarten die aus, die Ihnen am besten gefällt. Sie geben automatisch dem Symbol und der Farbe den Vorzug, die dem entspricht, was Sie im Moment brauchen.

Haben Sie starke und schwache Tageszeiten, dann nehmen Sie kurz bevor diese Zeit anfängt den ausgleichenden Stein entsprechend der ausgewählten Elementekarte: für schwache Tageszeiten den Yang-Stein, für aktive Tageszeiten den Yin-Stein.

Möchten Sie sich mit einem besonderen Problem auseinandersetzen, dann nehmen Sie nur Steine aus dem Element der ausgewählten Elementekarte und setzen sich mit Hilfe des Steines mit Ihrem Problem auseinander.

Sie können entsprechend Ihrer Vorliebe den Speiseplan ausrichten.

Dies sind Hilfsmethoden. Genauere Diagnose wäre über den leeren Puls erkennbar. Wenn Sie sich an diese Methode heranwagen, dann nehmen Sie die Steine des leeren Pulses und behalten diese in der Hand.

Ausgleich schaffen mit Hilfe der Elementekarten

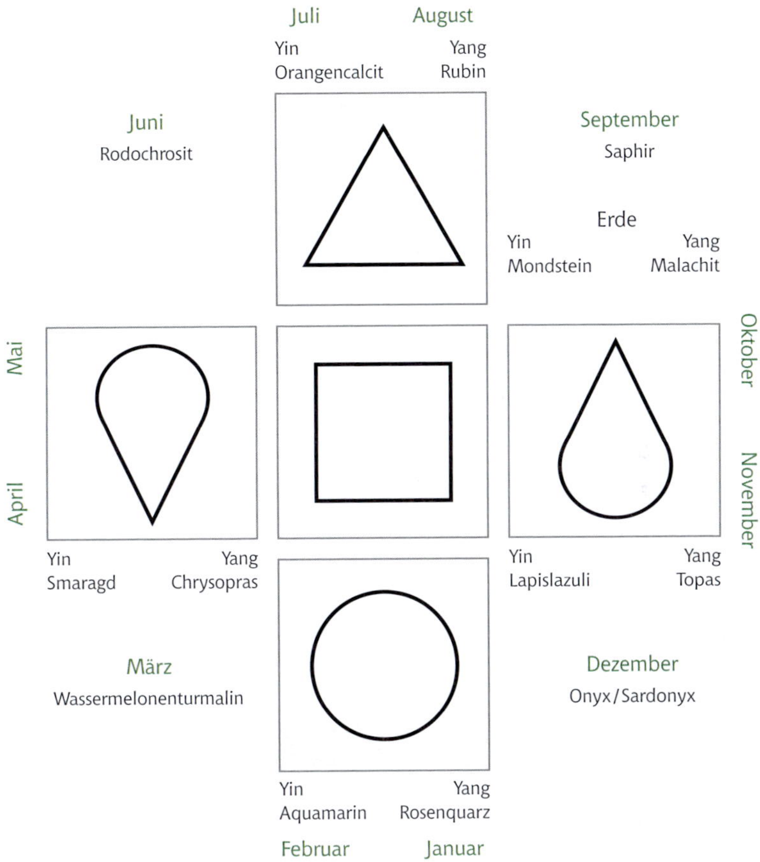

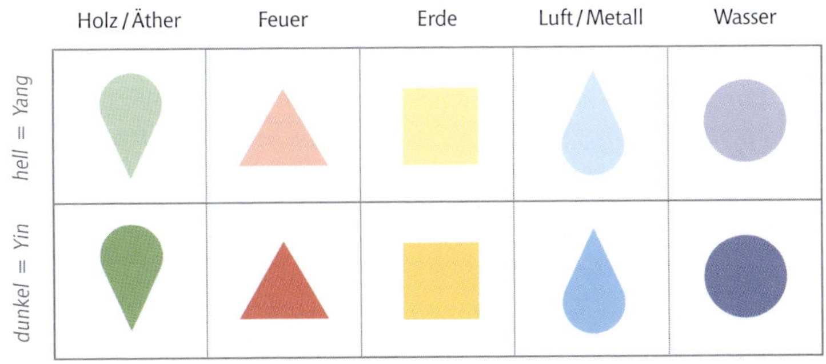

3. Teil des Behandlungsplanes:

Anwendungsmethoden

Akupunktur mit Edelsteinen

Shu- und Mu-Punkte

Die sogenannten Schummelpunkte

Die Shu-Punkte zeigen an, ob das Yin des Organs in Ordnung ist.

Die Mu-Punkte zeigen an, ob das Yang des Organs in Ordnung ist.

Wenn das Yin eines Organs nicht in Ordnung ist, ist die Funktion gestört.

Wenn das Yang eines Organs nicht in Ordnung ist, ist der Energiefluß gestört, und es entsteht irgendwo im Körper eine Stagnation oder ein Stau.

Diese beiden Arten von Punkten werden deshalb Schummelpunkte genannt, weil man sie benutzt, wenn man nicht genau weiß, über welche Punkte man eigentlich therapieren soll. Als Laie bleibt uns gar nichts anderes übrig, als diese Punkte zu nehmen, wenn wir keine Fehler machen wollen.

Über diese Punkte können wir bedenkenlos mit Edelsteinen auf das Yin oder Yang des Organs einwirken. Wichtig sind jedoch folgende Regeln: Sie drücken erst vorsichtig, dann sehr stark mit ihren Fingern auf die Punkte und warten auf die Reaktion, die auf den Druck erfolgt.

Wenn ein Punkt schmerzt, legen Sie den entsprechenden Stein so lange auf die Stelle, bis diese nicht mehr schmerzt. Sollte das länger als 10 Minuten dauern, können Sie die Steine mittels eines luftdurchlässigen Pflasters auf die Punkte kleben. Diese Punkte können dies über längere Zeit Steine vertragen, da wir die Fülle mildern. Sie erreichen damit eine Art Minderung des übervollen Punktes. Meist sind es die Mu-Punkte, die schmerzen.

Shu-Punkte
zeigen an, ob das Yin des Organs in Ordnung ist.

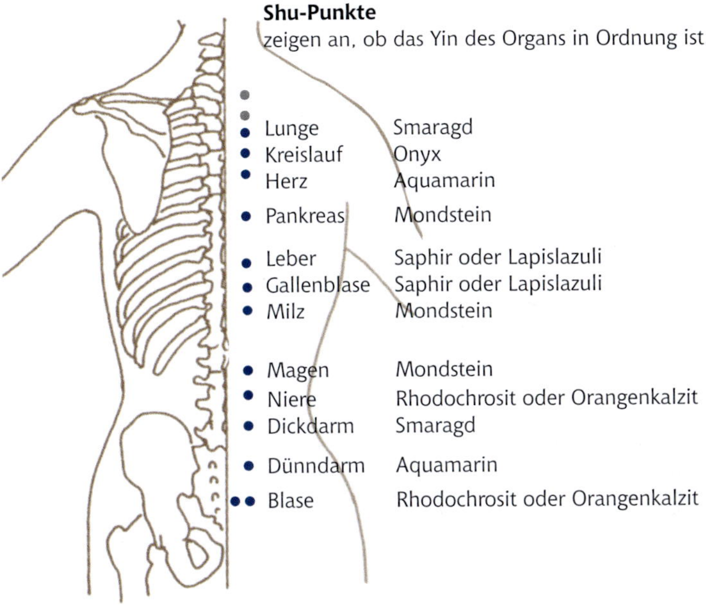

Mu-Punkte
zeigen an, ob das Yang des Organs in Ordnung ist.

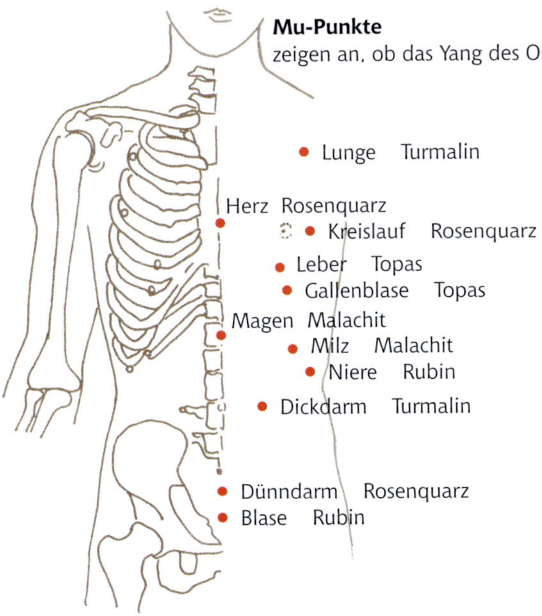

Fühlt sich der Punkt jedoch unangenehm, komisch oder taub an, dann legen Sie den entsprechenden Stein nur für kurze Zeit auf die Stelle. Der Punkt soll nur angeregt werden. Liegt der Stein zu lange auf dem Punkt, kann die empfindliche Antriebskraft wie bei einem zarten Keim zusammenbrechen. Wir fühlen Punkt für Punkt. Liegt ein Stein auf einem Punkt, der nur angeregt werden soll, dann prüfen wir ihn schon, wenn wir mit dem übernächsten Punkt beschäftigt sind. Wir prüfen, ob sich nun der Punkt normal anfühlt, d. h. ob er nur noch ein Druckempfinden fühlt, ohne daß er sich taub oder komisch anfühlt. Meist sind es die Shu-Punkte, die angeregt werden sollen.

Finden Sie gestörte Punkte auf dem Rücken bei den Shu-Punkten, dann unterstützen Sie den Prozeß, indem Sie über und unter dem Punkt mit einem spitzen Bergkristall die Wirbel akupunktieren oder machen Sie die nachfolgend beschriebene Wirbelsäulenbehandlung.

Zusätzliche Wirbelsäulenakupunktur mit einem Bergkristall
Bei der Shu- und Mu-Behandlung setzen wir noch eine besondere Art von Akupunktur ein. Finden wir einen Shu-Punkt, der angeregt werden soll, dann akupunktieren wir mit einer Bergkristall-Spitze schräg unter die Wirbel, die über und unter dem Punkt liegen. Wir halten im schrägen Winkel den Bergkristall so lange an die Wirbel, bis der Behandelte einen kleinen, piezo-elektrischen Impuls spürt.

Anwendungsmethoden und warum sie wirken

Handschmeichler
sind die bekannteste Methode der Anwendung. Warum Handschmeichler auch an anderen Stellen über die Hand auf den Körper einwirken, können Sie den Zeichnungen der Reflexzonen und Akupunkturpunkte entnehmen. Nehmen Sie einen Stein des öfteren in die Hand, solange er warm wird bzw. bleibt. Ein kalt gebliebener Stein wirkt nicht mehr, außer zum Kühlen bei Migräne direkt an den Schläfen! Er kann sogar schaden.

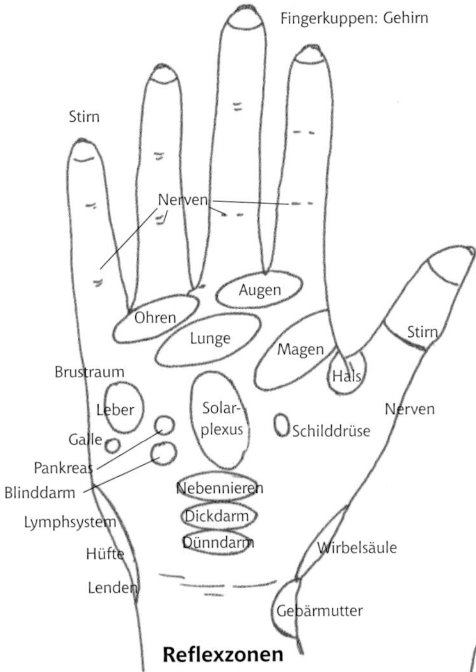

Reflexzonen

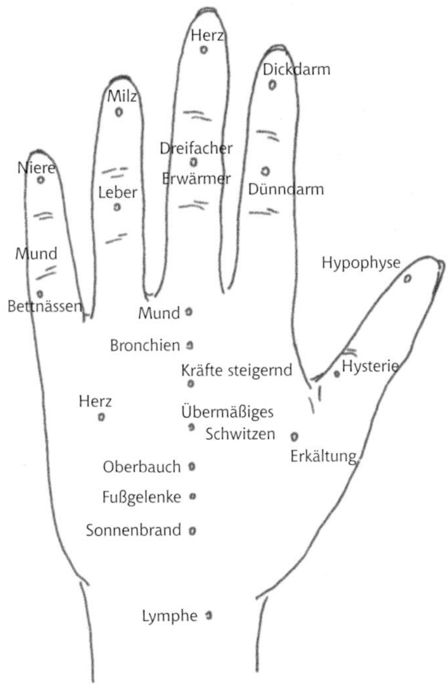

Akupunkturpunkte

Reinigung
Reinigen Sie ihn unter fließendem Wasser und/oder stoßen Sie ihn mit einem anderen Stein oder einem harten Gegenstand zusammen, dann entlädt er sich wieder. Bleibt der Stein trotzdem kalt, legen Sie ihn für einige Zeit beiseite, bis Sie ihn wieder brauchen.

Füße und Edelsteine
Dies ist die einfachste Methode der Anwendung. Lassen Sie die Steine während Ihrer Ruhepausen über die Füße einwirken. Sie können die Füße darauf bewegen, aber die Steine wirken wegen ihrer Strahlungsaktivität auch ohne Druck.

Massagen
Massagen mit Steinen sind eine gezielte Anwendung zur Regulierung Ihrer Yin- oder Yang-Verhältnisse.

Yin bedeutet – Ruhe und Reserven auffüllen.
Yang bedeutet – Aktivität und Kraft ausgeben können.

- Massieren Sie den Körper in der Fließrichtung des Yin oder des Yang mit kurzen Strichen, Kreisbewegungen oder auch Querbewegungen. Der Sinn ist, die Zonen des Yin oder Yang wieder mit Kraft aufzufüllen, um damit innere Ruhe oder äußere Aktivität zu bringen. Der optimale Stein für diese Anwendung ist der Amethyst. Die genaue Anwendung finden Sie auf Seite 30.
- Eine sehr entspannende Massage ist die des Kopfes entsprechend der umseitigen Zeichnung. In Kreisform, mit kurzen und langen Strichen massieren Sie, diesmal mit einem Milchquarz, die gesamte Region des Kopfes, die bedeckt ist, wenn wir einen Helm tragen.

Eine besondere Anwendung ist die bereits beschriebene Methode mit einem Turmalin, Bernstein oder Gagat. Hier noch einmal eine kurze Wiederholung.: Bei dieser Massage geht es darum, über die Segmentzonen der Haut, bekannt z. B. aus der Bindegewebsmassage, auf innere Funktionsstörungen einzuwirken, die »Gesundheitszentrale« des Gehirns zu stimulieren und die ätherische Wirbelsäule dort von ihren Blockaden zu erlösen, wo sie Krankheit durch Energiestau verursacht. Die genaue Beschreibung finden Sie auf Seite 37 unter Segmentzonenmassage.

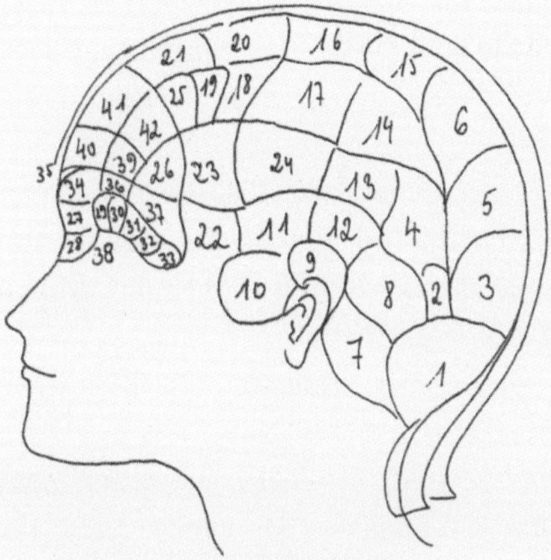

Beschreibung der Kopfzonen

1. Sinnliche, geschlechtliche Liebe
2. Eheliche Liebe zu Familie
3. Liebe zu Kindern und Tieren
4. Nächstenliebe, Geselligkeit
5. Häuslichkeit, Liebe zu Heimat und Vaterland
6. Zähigkeit, Konzentration, Sinn für Kontinuität
7. Liebe zum Leben, Furcht vor dem Tod
8. Kampflust, Widerstand, Verteidigung, Mut
9. Zerstörungstrieb, Gewalt, Zorn
10. Nahrungstrieb, Appetit
11. Besitztrieb, Reichtum, Sparsamkeit
12. Verschwiegenheit, Reserviertheit
13. Vorsicht, Umsicht, Sorgfalt, Behutsamkeit
14. Geltungstrieb, Ruhmsucht, Ehrgeiz
15. Selbstvertrauen, Selbstachtung
16. Standhaftigkeit, Entscheidungskraft, Ausdauer
17. Gewissenhaftigkeit, Gerechtigkeitssinn
18. Optimismus, Vorfreude, Erwartung
19. Glaube, Intuition
20. Verehrung, Hingabe, Ergebenheit, Respekt
21. Wohlwollen, Güte, Mitleid, Sympathie
22. Schaffensdrang, Erfindergabe, Pioniergeist
23. Idealismus, Geschmack
24. Sinn für Erhabenes, Begeisterungsfähigkeit
25. Nachahmungstrieb
26. Frohsinn, Humor, Witz
27. Individualität, Gründlichkeit
28. Formensinn, Gedächtnis für Formen
29. Augenmaß für Entfernung, Höhe, Gewicht
30. Gleichgewichtssinn, Beurteilung von Schwerkraft
31. Farbensinn für Farbtöne und Schattieren
32. Ortssinn, Orientierungssinn
33. Zahlensinn, Talent für Kopfrechnen
34. Gedächtnis für Wege und Lage der Dinge
35. Gedächtnis für Tatsachen und Umstände
36. Zeitsinn, Pünktlichkeit
37. Musikalität, Sinn für Harmonie und Töne
38. Sprachsinn, Gedächtnis für Worte und Symbole
39. Sinn für Kausalität, Ursache und Wirkung
40. Vergleichsvermögen, Vernunft
41. Einfühlungsgabe, Naturempfinden, Menschenkenntnis
42. Anpassungsfähigkeit, Liebenswürdigkeit

Face liften – gesunde junge Haut

Nach der gleichen Methode können wir unser Gesicht verjüngen. Auch hier zeigen die Falten innere Funktionsstörungen und Schwächen in den Organen an. Die angegebenen Zonen der nachfolgenden Physiognomie sind nur andeutungsweise richtig. Sie sollen nicht der Diagnose dienen, sondern Ihnen nur den Eindruck vermitteln, daß Sie von hier aus einwirken können.

Streichen Sie mit der stumpfen Seite eines Turmalins (gleich welcher Farbe) über die Haut. Der Turmalin setzt piezo-elektrische Impulse frei, die die Haut wieder straffen und indirekt auf die Schwächen des Körpers einwirken.

Massieren Sie so lange, bis der Stein ohne Widerstand in allen Richtungen über die Haut streicht.

Lassen Sie sich nicht entmutigen, wenn der Widerstand erst nach einer Stunde oder länger aufhört und am nächsten Tag wieder da ist. Für schöne junge Gesichtshaut kann man sich ruhig ein paar Stunden bemühen: während Sie lesen, fernsehen, Auto fahren oder zum schönen, lohnenden Zeitvertreib.

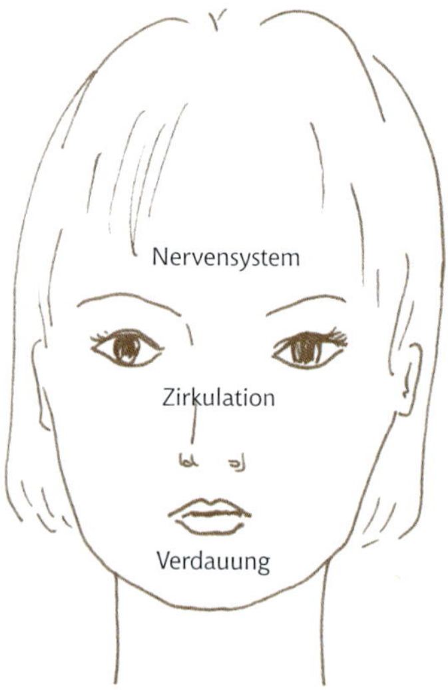

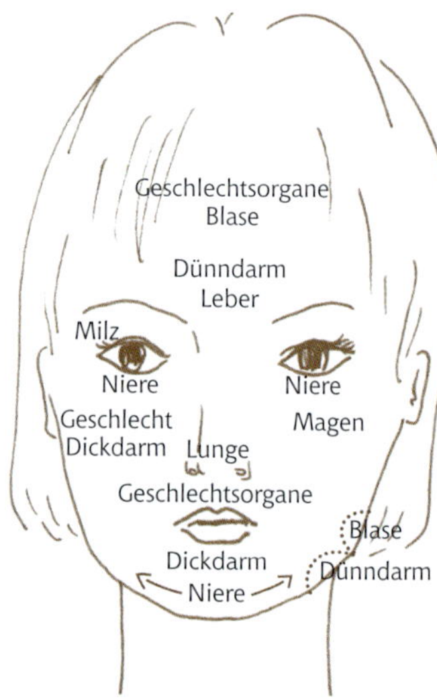

Nehmen Sie sich Zone um Zone des Gesichtes vor und wiederholen Sie die Massagen, bis eine deutlich sichtbare Wirkung eingetreten ist. Ich habe mich so ganze 14 Tage lang täglich massiert. Und alle haben die Veränderung bemerkt, selbst die Personen, die täglich mit mir zusammen waren.

Energiefelder und Akupunktur

Energiefelder aus Steinen harmonisieren den Ätherkörper durch Energieverteilung: Von dort, wo zu viel ist, wird die Kraft dort hingeschoben, wo zu wenig ist.

Die großen Energiefelder, damit sind die Yin oder Yang regulierenden Zwölfecke gemeint, wirken so über den gesamten Ätherkörper.

Die kleinen Energiefelder, damit sind die im Kapitel »Legemuster von A – Z« gemeint, wirken ebenfalls über die Meridiane und Nadis harmonisierend und teilweise auf den Ätherkörper ein.

Akupunktur wäre mit Steinen möglich, jedoch ist eine solide Ausbildung Vorraussetzung. Deshalb empfehle ich nur die bereits beschriebenen Shu- und Mu-Punkte oder die Nerven-Punkte entlang der Wirbelsäule. Diese beleben und stärken alle Zentren, die unser Leben ausmachen, ähnlich wie die der Kopfmassage.

Schwarzer Turmalin als Energiefeld

Besondere Wirkung hat das Energiefeld des Turmalins. Es kann das Gleichgewicht wieder herstellen und schulmedizinisch unheilbaren Krankheiten heilen, z. B. hat es mehrmals bei Muskeldystrophie geholfen und bei Tumoren, es half auch bei beginnender Grippe und anderen Krankheiten. In dem Fall legen Sie sich so oft in das Energiefeld, auch mehrmals täglich, so lange es Ihnen spürbar gut tut.

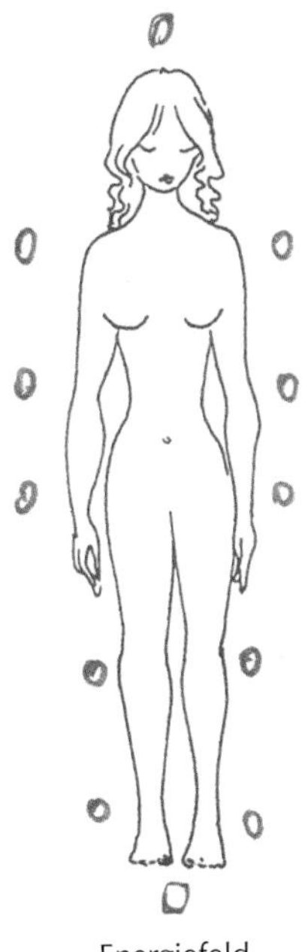

Energiefeld

Die Qual der Wahl – Wann wende ich welche Methode an?

Sind Sie jung, etwa unter 40 Jahren, dann wählen Sie die Methode, die Ihnen am meisten Spaß macht.

Sind Sie jung, haben Lust und Laune, sich von jung an gesund zu erhalten, wenden Sie die optimale Vorsorge an.

Sind Sie jung und haben aber schon unter Symptomenkomplexen zu leiden wie Allergien, jährliche Erkältungen, chronisches Erschöpfungssyndrom, Mensesprobleme, Depressionen o. ä., dann wenden Sie die optimale Vorsorge an.

Sind Sie über 40 Jahre alt und zeitweilig erschöpft, zwickt es da oder dort, dann wenden sie die optimale Vorsorge an, um vorzubeugen und vital ins Alter zu gehen.

Optimale Vorsorge

Suchen Sie sich im Teil 1 Ihre Grundschwäche heraus und kaufen Sie sich das Energiefeld, welches zu Ihren Symptomen paßt. Es kostet nicht viel, und Sie werden es immer wieder brauchen.

Energiefelder:
12 Rosenquarzbrocken
12 Lepidolithbrocken oder Lepidolithkristalle
1 kg Aventurin Trommelsteinen evtl. ergänzen mit 1 kg klarem Amethyst

Begeben Sie sich zwei Mal pro Woche in dieses Energiefeld, später nach Bedarf, jeweils für 20 Minuten.

Zusätzlich begeben Sie sich so oft Sie wollen, aber nur einmal täglich, in das kleine Energiefeld oder eine andere Anwendung aus dem Kapitel »Legemuster von A - Z«, welches zu Ihren Symptomen paßt.

Auch Therapeuten empfehle ich diese Methode: Lassen Sie Ihren Patienten zwei Mal, später ein Mal pro Woche in einem der genannten Energiefeld liegen und geben Sie ihm die Steine mit, mit denen er Symptome lindern kann.

Legemuster

von A – Z für körperliches Wohlbefinden

ABFÜHRMITTEL – Jaspis, Magnesit, Koralle, Smaragd
Aus Jaspis, Magnesit, Smaragd und Koralle können Sie sich ein Edelsteinwasser bereiten und täglich trinken. Oder tragen Sie einen Messingreif oder machen Sie eines der Legemuster, das Sie unter dem Stichwort »Verdauung« finden.

ABGESPANNTHEIT – Achatgeode, Blutjaspis, Chrysopras, Moosachat, Schwarze Jade, Rutilquarz
Jeder der Steine ist als Talisman-Handstein, Armband oder Anhänger geeignet. Oder lassen Sie sich mit einem Rutilquarz massieren, von der Körpermitte jeweils über die Arme, Beine und Kopf nach außen streichend. Oder machen Sie sich ein Energiefeld aus sechs Bergkristallen, legen sich je einen Blutjaspis auf die Leisten, einen Chrysopras auf die Stirn und je einen Moosachat auf M 42.

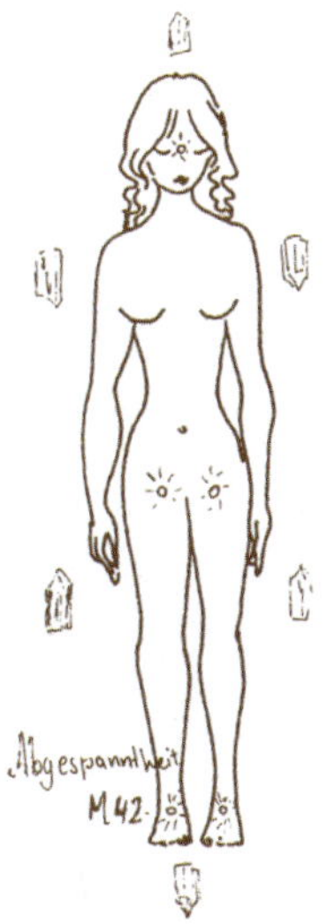

ABMAGERN – Amethyst, Grauquarz, Magnesit
Besorgen sie sich von jedem der Steine eine dicke Kette und wechseln sie diese täglich ab. Grauquarz klärt den Emotionalkörper, Amethyst schützt vor Fremdeinwirkungen, der Magnesit entgiftet. Oder lassen Sie sich täglich und gleichfalls abwechselnd mit je einem der Steine den gesamten Körper massieren, von der Körpermitte über Beine, Arme und Kopf nach außen streichend.

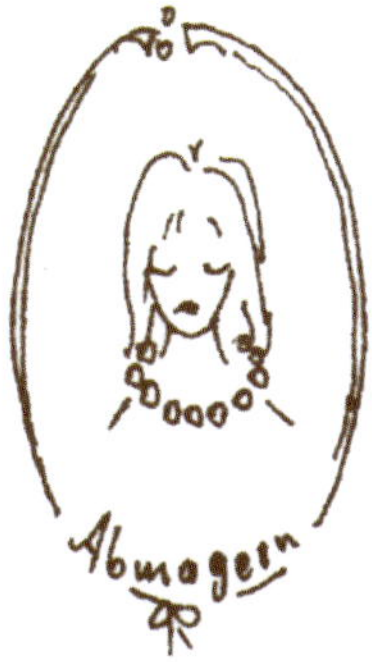

ABWEHR – Aventurin, Bergkristall, Beryll, Diamant, grüner Turmalin
Jeder der Steine ist geeignet als Anhänger über der Thymusdrüse oder als Handstein. Oder machen Sie sich ein Energiefeld aus sechs Bergkristallen, legen einen Rohdiamanten auf die Stirn, einen Beryll auf den Kehlkopf und in jede Hand einen Aventurin.

ACHSELSCHWEISS – Aventurin, Pyritachat
Machen Sie sich aus einem der Steine ein Edelsteinwasser und waschen Sie sich täglich damit.

ANREGEND – Falkenauge, Goldfluß, Grossular, Grauquarz, Rauchquarz
Jeder der Steine ist als Handstein oder Anhänger geeignet. Oder legen Sie sich täglich je einen der Steine unter die Fußsohlen und auf die Achselhöhlen. Nach 10 - 20 Minuten Entspannung massieren Sie sich die Fußsohlen mit einem der Steine.

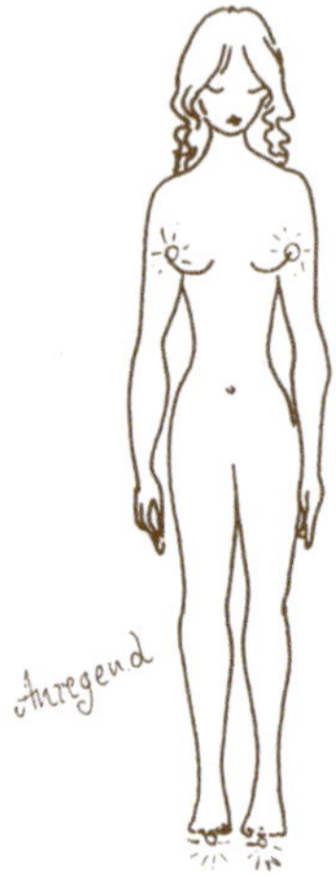

ANSTRENGUNG – Saphir, Mokait
Bei geistiger Überanstrengung legen Sie sich einen Saphir auf die Stirn – 10 Minuten.

Bei körperlicher Überanstrengung einen Handstein aus Mokait.

ANÄMIE – Bergkristall, Obsidian, Rotnickelkies
Legen Sie sich in ein Energiefeld aus sechs Bergkristallen. Legen Sie zusätzlich je einen der o. g. Steine neben die Ellenbogen. Oder massieren Sie sich täglich drei Minuten rund um den Ellenbogen. Oder trinken Sie täglich ein Edelsteinwasser aus Bergkristall und tragen einen Handstein aus Obsidian mit sich.

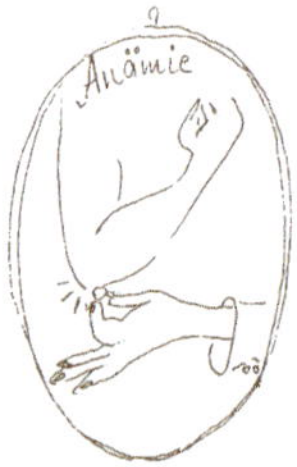

ALTERSCHWÄCHE – Korallenschmuck

ALLERGIEN – Aventurin, Grünquarz, Hyazinth, Lapislazuli, Prasem, Moosachat, Landschaftsjaspis
Wählen Sie den Stein aus, der in Ihrer Hand warm wird. Nehmen Sie diesen nur so lange, solange er sich erwärmt. Erwärmen sich die Steine nicht mehr, dann probieren Sie neue aus. Und reinigen Sie die Steine nach Benutzung gründlich. Legen Sie zwei kleine der o. g. Steine zwischen Zähne und Lippen. Legen Sie täglich ein Energiefeld aus sechs Bergkristallen. Legen Sie zusätzlich zwei der ausgewählten Steine unter den Rücken, etwa zwei Fingerbreit unter das Schulterblatt, je einen in jede Ellenbeuge und je einen über die Augen, unter die Brauen.

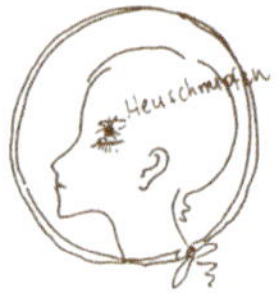

Massieren Sie letztgenannte Punkte bei Heuschnupfen oder drücken Sie die Steine auf die Punkte – etwa drei Minuten. Oder legen Sie sich täglich in ein Energiefeld aus 1 kg Aventurin-Steinen – 20 Minuten.

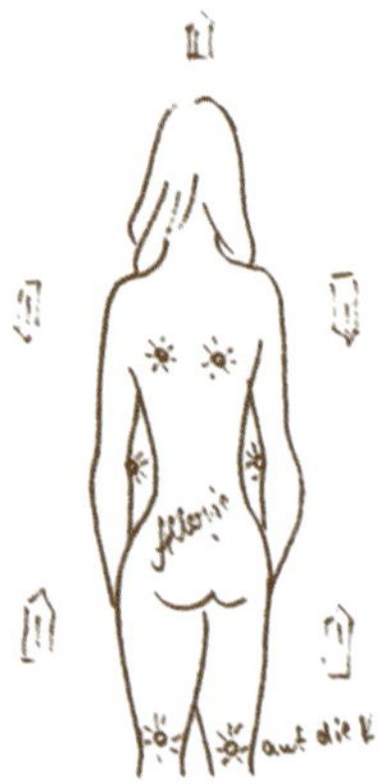

ALKOHOLISMUS – Amethyst, Kunzit, Onyx, Rubin, Topas, weißer Achat, Phantomquarz
Massieren Sie sich täglich etwa eine Handbreit über den Ohren und tragen Sie den Stein als Talisman mit sich. Oder tragen Sie einen Anhänger kombiniert aus Rubin und weißem Achat.

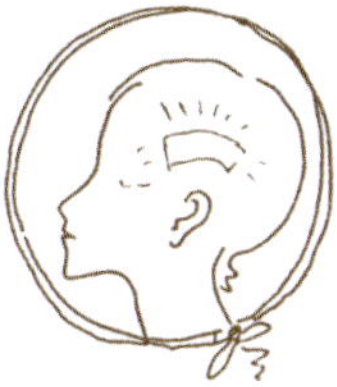

ALPTRÄUME – Amethyst, Aquamarin, Chrysopras
Legen Sie sich aus drei Steinen einer Steinsorte ein Dreieck unter das Kopfkissen. Damit sich das Dreieck energetisch richtig um Ihren Kopf aufbaut, legen Sie den größten bzw. schwersten Stein über Ihren Kopf oder nehmen Sie gleich große Steine. Der Aquamarin ist als Anhänger geeignet.

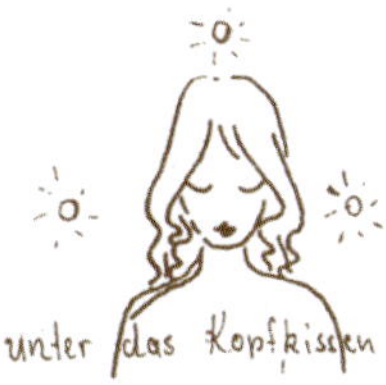

ANGINA PECTORIS – Aquamarin, Onyx
Tragen sie ein Armband aus Aquamarin, da die energetischen Bezugspunkte rund um das Handgelenk liegen. Zusätzlich können Sie einen Onyx als Handstein benutzen.

APPETIT - Topas
Bereiten Sie sich täglich ein Edelsteinwasser mit einem Topas oder legen Sie sich in ein Energiefeld aus sechs Bergkristallen legen zusätzlich je einen Topas auf die Achseln und einen auf den Magen. Oder massieren Sie folgende Akupunkturpunkte über den Ohren, auf den Oberarmen und oberhalb der Knöchel – Ga 6 und 39, DE 10, Ma 13, HB 2

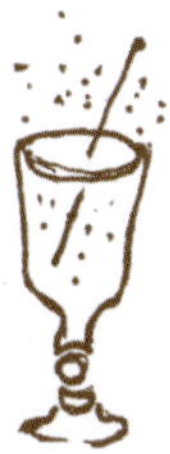

ARTHRITIS – Amethyst, Azurit, Chrysocoll, Fluorid, Koralle, Messing
Bei Arthritis in den Armen und Händen können Sie sich mit einem Armreif aus Messing helfen, besonders wirkungsvoll mit eingraviertem I-Ging-Zeichen. Dieses ist eine Rune für absolutes Gleichgewicht und Ausgleich aller Polaritäten. Legen Sie je einen der Steine unter die Achseln und auf die Schultern, neben die zweite Rippe und je einen Richtung Bauchnabel. Anschließend können Sie Ihre großen Zehen massieren mit einem der Steine. Massagepunkte sind Mi 1, 16 und Ni 17

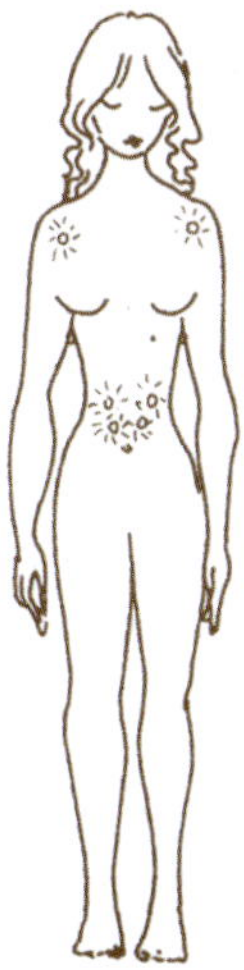

ASTHMA Bernstein, Malachit

Legen Sie sich täglich je einen Malachit auf die Schultern, einen auf den Bauch unterhalb des Bauchnabels und einen Bernstein auf die Körpermitte knapp unterhalb des Herzens. Im akuten Fall drücken Sie einen der Steine beidseitig auf Punkt Ma 36, etwa eine Handbreit unterhalb der Kniescheibe, zwischen Schienbein und Wade.

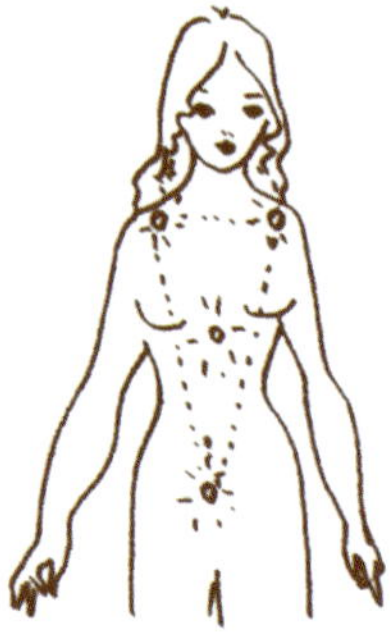

AUGEN – Jade, Malachit, Onyx, Peridot, Rubin, Sodalith

Beinahe alle Steinanwendungen wirken sich nebenbei positiv auf Ihre Augen aus. Haben Sie müde und empfindliche Augen, können Sie sich ein Edelsteinwasser bereiten und mit einem Wattebausch über dem Augenlid die Augen befeuchten oder einen Stein direkt auf die Augen legen.

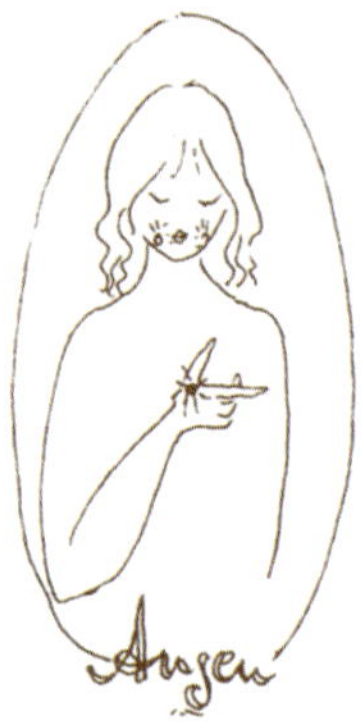

AUGEN SCHMERZEN lindern Sie, indem Sie mit einem der o.g. Steine das Kinn rechts und links und die Hand zwischen Daumen und Zeigefinger massieren. Massagepunkte Di 3, Ma 8

AUGEN KURZSICHTIGKEIT – Bergkristall, Lapislazuli, Sodalith

Massieren sie täglich die Partie von der Schläfe abwärts über die Backenknochen in kleinen Kreisen und die Fersen mit einem der Steine. Massagepunkte Ga 1, Ma 3, Ni 4

AUGEN GRÜNER STAR – Bergkristall, Malachit, Türkis, Saphir

Legen Sie sich täglich je einen der Steine über die Mundpartie und massieren Sie zusätzlich mit einem Stein auf der Schläfe dicht über und vor dem Ohr. Massagepunkte Ga 3, Ma 6

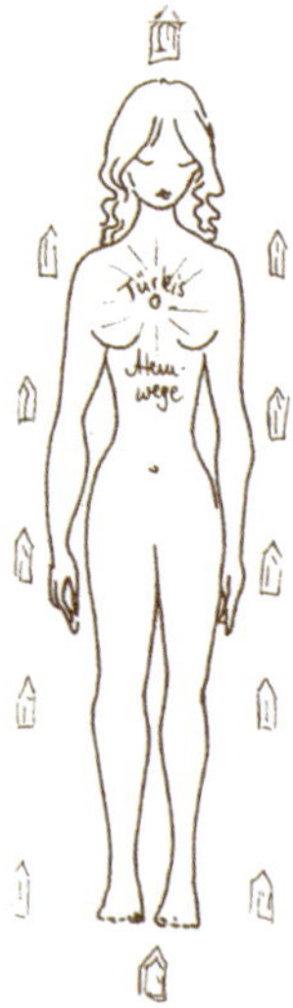

ATEMWEGE – Bergkristall, Türkis

Legen Sie sich aus sechs Bergkristallen ein Energiefeld und zusätzlich einen Türkis auf den Oberkörper oder massieren Sie den Oberkörper mit einem Türkis. Massagepunkte Ga 23, 40 Lu 2, 7

ATEM KURZATMIGKEIT – Bergkristall
Lassen Sie sich eine Massage über den gesamten Oberkörper geben oder legen Sie sich acht Bergkristalle auf folgende Stellen: rechts und links neben den Magen, je einen über jeder Brust, zwei neben den Hals und je einen in jede Hand. Massagepunkte D 18, Ma 16, He 6, HB 7

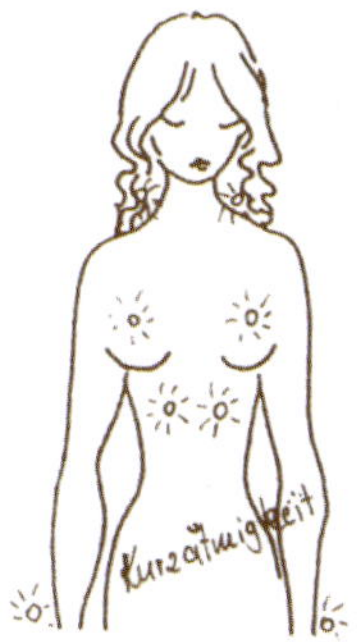

BANDSCHEIBE – Rhodochrosit
Massieren Sie mit einem Rhodochrosit die Wirbelsäule oder kleben Sie mit einem Heftpflaster den Stein auf die strapazierte Stelle.

BAKTERIEN – Smaragd, Tigerauge
Bereiten Sie sich aus einem der Steine ein Edelsteinwasser und trinken Sie dies täglich.

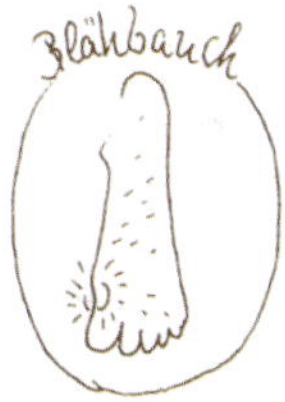

BAUCH – Wasseropal, Nephrit
Blähbauch – machen Sie eine Reflexzonenmassage der Fußsohle, insbesondere am äußeren Gelenk der großen Zehe. Massagepunkt Mi 2

Bauchfellentzündung – legen Sie sich ein Dreieck von der Achsel bis zum Schambein. Massagepunkt Ga 22

BAUCHSPEICHELDRÜSE – Amethyst, Calzit, Gold, gelber Jaspis, Malachit, Magnesit, Moosachat, Mondstein, Smaragd
Legen Sie sich in ein Energiefeld aus sechs Bergkristallen und zusätzlich ein Viereck aus einem der o. g. Steine. Oberster Stein unter den Rücken auf Herzhöhe, je einen neben den Körper in Milzhöhe, einen zwischen die Waden.

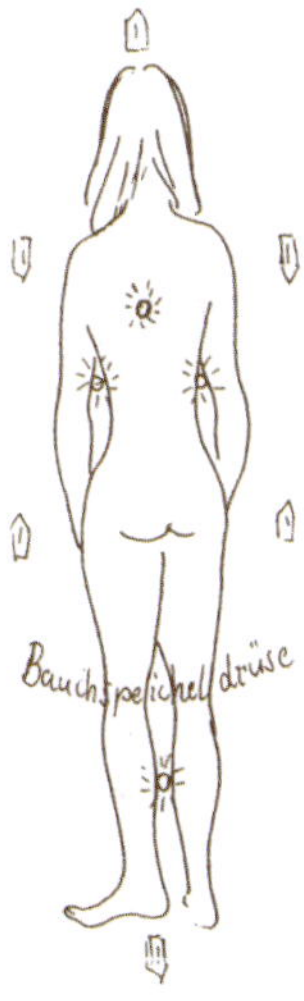

BEINE – Onyx

Legen Sie einen Onyx zwischen die Knie und je einen auf jede Lende, dort wo das Beingelenk anfängt. Oder massieren Sie den gesamten Gallenblasenmeridian mit dem Onyx an der Außenseite der Beine von Gb 28 – 41. Bei Belastung Le 8, bei Schwäche Ni 11.

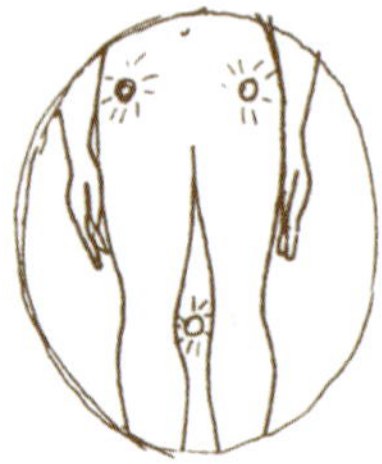

BESESSENHEIT – Chrysopras

Legen sie sich drei Chrysoprase nachts unter das Kopfkissen, je einen neben jedes Ohr, einen über den Scheitel, tagsüber neben den Oberarm in der Mitte und über den Scheitel. Schmerzt der Punkt am Oberarm, dann massieren Sie diesen Punkt täglich, solange er schmerzt. Fremdeinwirkungen nehmen wir über die Ohren auf – »es klingt im Ohr« – oder über das Empathiezentrum über dem Scheitel. Diese Stellen werden mittels der Steine gestärkt.

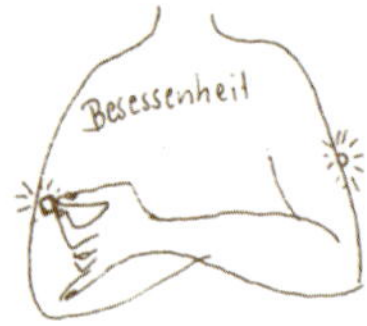

BINDEHAUTENTZÜNDUNG – Lapislazuli, Amethyst

Massieren Sie folgende Stellen mit einem der Steine: Schläfe neben den Augen, die Seiten des Kinns, bei starker Entzündung zusätzlich den Punkt über dem Handgelenk und an den Knöcheln. Massagepunkte: Ga 1, 41 Lu 9 Ma 8.

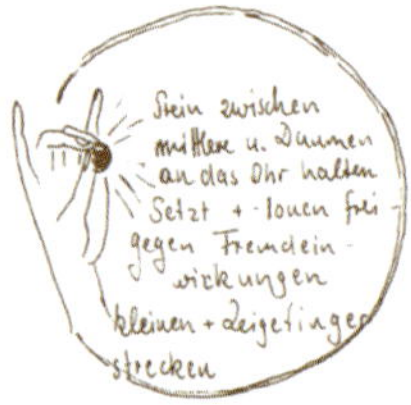
Stein zwischen
mittlere u. Daumen
an das Ohr halten
Setzt + -Ionen frei
gegen Fremdein-
wirkungen
kleinen + Zeigefinger
strecken

BINDEGEWEBE – Rubelit, Rauchquarz, Lepidolith, Chiastolith

Massieren Sie die empfindlichsten Stellen.

BLASE – Magnesit, Silber, Achat, Bernstein, Jaspis, Citrin, Rutilquarz

Legen sie sich ein Viereck aus einem der o.g. Steine auf den Bauch und einen Stein zwischen die Knie. Zur Stärkung und Vorbeugung verwenden Sie Achat, Bernstein, Citrin, Rutilquarz, Jaspis. Aus diesen Steinen können Sie auch ein Armband tragen. Massagepunkt Ga 29.

Bei Entzündungen der Blase verwenden Sie Magnesit, Silber, Achat, Bernstein oder Jaspis.

Massagepunkte Ma 28, He5, Mi 11, Ni 12.

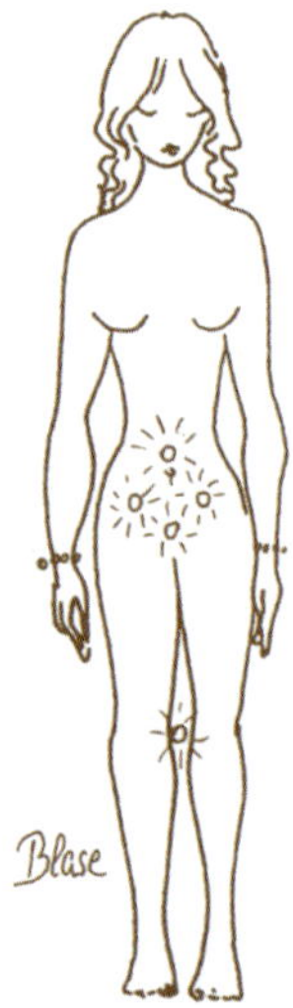

BLÄHBAUCH – Wasseropal, Nephrit-Jade
Massieren Sie mit einem der Steine die Fußsohle, insbesondere am äußeren Gelenk der großen Zehe, Massagepunkt Mi 2 – siehe Bauch.

BLÄHUNGEN – Sardonyx, roter Jaspis
Legen Sie sich ein Viereck auf den Körper, je einen Stein neben die erste Rippe und neben die Hüftgelenke. Massagepunkte Le 13, Di 9.

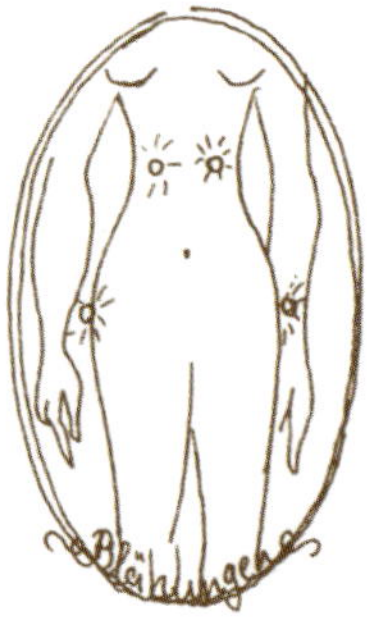

BLUT – Moosachat
Stärken Sie Ihr Herzchakra mit dem Stein. Legen Sie ihn täglich 10 Minuten auf oder tragen Sie einen Anhänger über dem Herzen oder einen Handstein mit sich.

BLUTDRUCK niedriger – Gold- und Silberringe am Mittelfinger, Smaragd, Rauchquarz, Rosenquarz, Rubin, Türkis
Sie können mit einem Armreif oder Armband aus o. g. Steinen helfen. Oder legen Sie sich täglich in folgendes Energiefeld: je einen Stein auf die Achseln, je einen neben jedes Handgelenk, je einen Stein in jede Hand. Ein Handstein-Talisman aktiviert über den Mittelfinger ebenfalls den Kreislauf. Massagepunkte Di 10, He 1

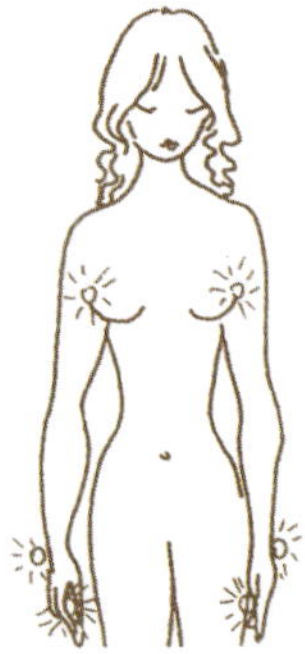

BLUTDRUCK hoher – Lapislazuli, Sarder, Saphir
Hier gilt das gleiche wie bei niedrigem Blutdruck in Bezug auf das Armband, Fingerring und Handstein. Das Energiefeld jedoch ist anders. Je einen auf das Schlüsselbein, neben die Handgelenke und ein Stück darüber, je einen auf oder neben die große Zehe. Massagepunkte De 5, Di 15, DE 9, Mi 1.

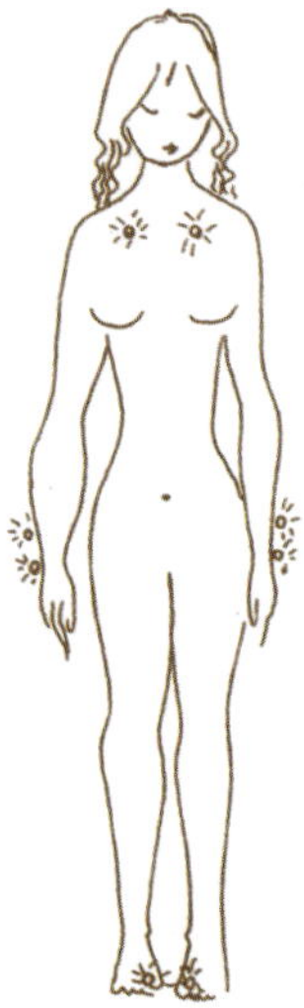

BLUTERGUSS – Aventurin, Lapislazuli, Magnetit
Massieren Sie mit einem der Steine ohne Druck sehr sanft oder binden Sie ihn mit in den Verband ein.

BLUTGEFÄSSE – Karneol, Koralle, Landschaftsjaspis
Bereiten Sie sich aus allen Steinen ein Edelsteinwasser und trinken Sie es täglich.

BLUTKÖRPERCHEN weiße – Bergkristall, Chrysolith, Koralle, Opal, Olivin, Botswana-Achat, Chalzedon
Bereiten Sie sich zur Regulierung der weißen Blutkörperchen ein Edelsteinwasser aus einem der Steine und trinken es täglich. Oder tragen Sie einen Anhänger über dem Sonnengeflecht.

BLUTKÖRPERCHEN rote – Bergkristall, Chrysokoll, Granat, Heliotrop, Hämatit, Malachit, Pyrit, Rosenquarz
Verfahren Sie wie bei der Regulierung der weißen Blutkörperchen.

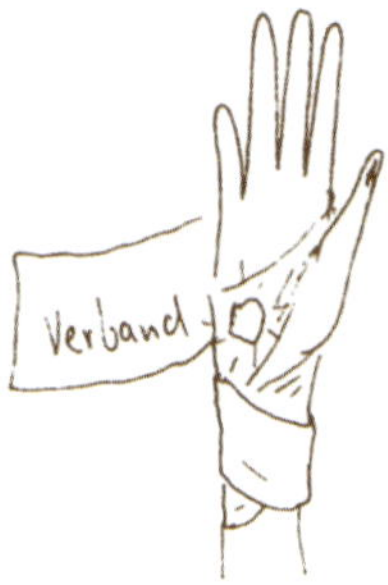

BLUTUNGEN und WUNDEN – Bergkristall
Legen Sie einen Bergkristall auf oder binden sie ihn mit in den Verband ein. Er hat auch gewaltige Wirkung auf die Heilung, wenn Sie ihn auf der Rückseite der wunden Stelle mit einbinden. Massagepunkt zur Stillung von Blutungen Mi 4, 16.

BLUTVERGIFTUNG – Chrysolith, Diamant, Karneol
Bitte nichts riskieren, gehen Sie sofort zum Arzt. Jedoch können Sie inzwischen einen der Steine etwa Fingerbreit über das Herz legen und ein Edelsteinwasser zur Unterstützung trinken.

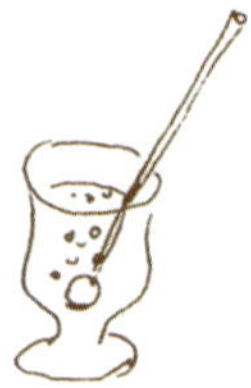

BLUTZUCKER REGULIEREND – Amethyst, Moosachat
Bereiten Sie sich ein Edelsteinwasser aus Amethyst. Der Moosachat ist als Handstein geeignet.

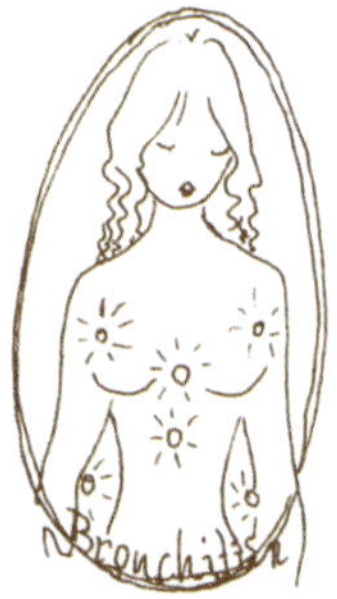

BRONCHITIS – Chalzedon, Kunzit, Rubin, Zoisit mit Rubin
Legen Sie sich ein Energiefeld auf den Oberkörper. Je einen der o.g. Steine auf den Hals, auf die Schultern kurz über die Achseln, in jede Ellenbeuge, auf das Herz-Chakra und auf das Sonnengeflecht.

BEWUSSTLOSIGKEIT – Bergkristall, Onyx, Obsidian
Massieren Sie KS 9 an dem ersten, obersten Glied des Mittelfingers mit einem der Steine bis der Arzt kommt.

CHOLERA – Malachit
Legen Sie sich je einen Malachit auf den Oberarm und einen in jede Hand.
Massagepunkte Lu10, DE 1,6 KS 3.

DARMTRAKT – Beryll, Bergkristall, Granat, Mondstein, Obsidian, Perle, Pyrit, Sarder, Saphir
Legen Sie sich je einen der Steine rechts und links neben den Bauchnabel, je einen Mitte Oberschenkel und einen zwischen die Füße. Massagepunkte Ga 28, Ma 26 Mi 3, 10,12.

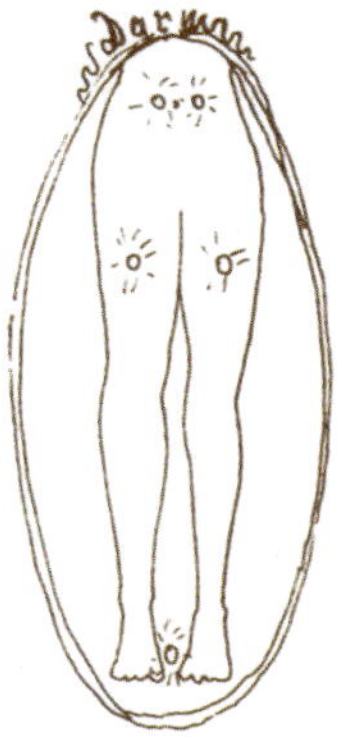

DARMGESCHWÜRE – Bergkristall, Mondstein, Perle
Legen Sie sich einen der Steine neben die zweite Rippe, Richtung Bauch und je einen kurz über/neben die Brust. Massagepunkt Mi 16, 18.

DESINFEKTION – Silber
Binden Sie ein Silberstück mit in den Verband. Nur im Notfall verwenden: Silber 30 Minuten im fließenden Wasser reinigen, danach eine Stunde in ein Wasserglas legen und Edelsteinwasser trinken.

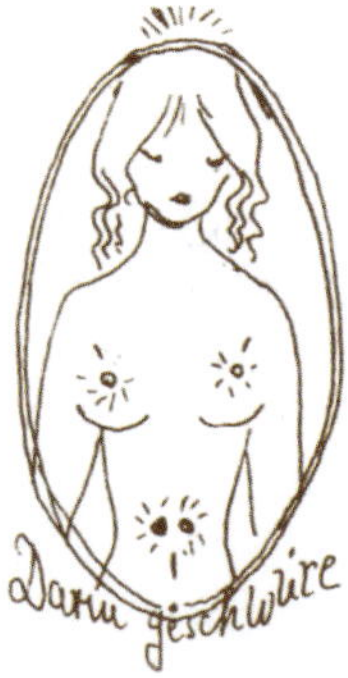

DIABETES – Citrin, Magnesit, Moosachat
Bereiten Sie sich aus einem der Steine ein Edelsteinwasser und trinken Sie es täglich. Oder tragen Sie aus einem der Steine ein Armband. Massagepunkt DE 4.

DICKDARM – Calzit, Moosachat, Rosenquarz
Lassen Sie sich mit einem Stein den Bauch gegen den Uhrzeigersinn massieren. Oder legen Sie sich in ein Energiefeld mit je einem Stein neben den Knien, unter jede Brust und auf den Bauchnabel. Oder massieren Sie die Falten von den Mundwinkeln aufwärts zum Nasenflügel. Massagepunkte Ma 37, Mi 15, Ni 15.

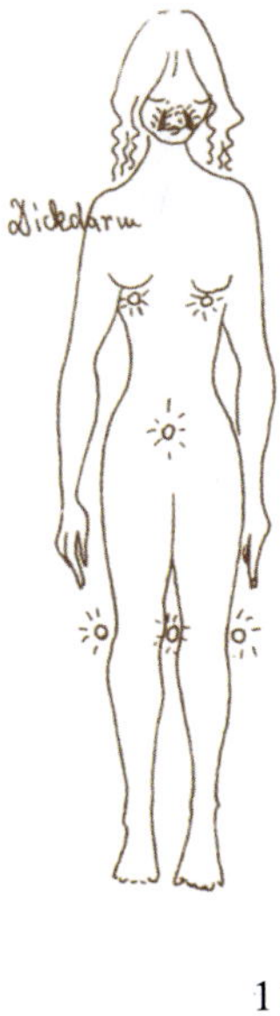

DÜNNDARM – Saphir
Dünndarmprobleme sind meist mentaler Art. Massieren Sie die Stirnpartie mit dem Saphir von der Mitte nach außen. Bei Entzündungen Massagepunkt KS 6 massieren.

DRÜSEN – Amethyst, Bergkristall, Beryll, Jaspis, Gold, Lapislazuli, Malachit, Marmor, Mondstein, Rubin, Saphir, Serpentin, Topas, Zirkon
Jede Drüse können Sie über das zuständige Chakra erreichen. Die harmonische Arbeit aller Drüsen nimmt für Gesundheit und Vitalität eine Schlüsselposition ein. Gleichen Sie bei Drüsenerkrankungen alle Chakren mit o. g. Steinen aus, indem Sie jeden einzelnen Stein auf ein Chakra halten und fühlen, auf welchem Chakra er sich am besten anfühlt. Legen Sie zusätzlich je einen der Steine auf die Achselhöhlen.

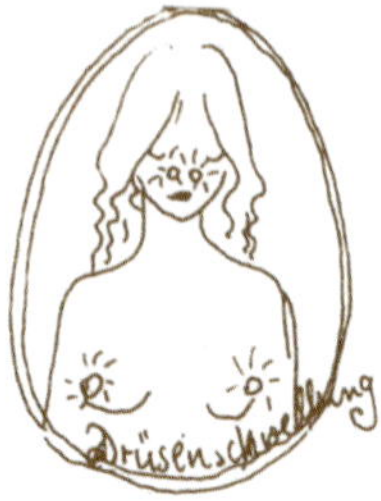

DRÜSENSCHWELLUNG – Beryll
Massieren sie leicht und ohne Druck die entsprechenden Stellen und legen Sie anschließend je einen gereinigten Beryll auf die Achselhöhlen und je einen neben die Nasenflügel.
Massagepunkt Ma 5.

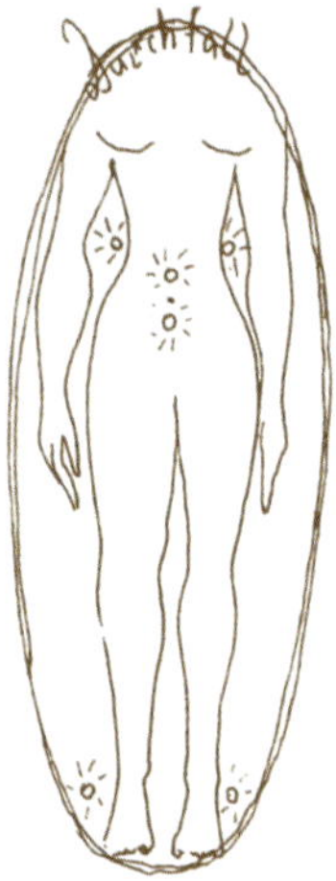

DURCHFALL – Beryll, Magnesit
Legen Sie je einen Stein neben die Knöchel, unter und über den Bauchnabel und neben die untersten Rippen außen. Oder massieren Sie mit einem der Steine die Zone hinter den Ohren. Tagsüber können Sie sich einen Beryll in einem Gummigürtel auf den Bauch drücken.
Massagepunkte Ga 25, 39 DE 18 Le 6, Di 3, KG 4,9

DELIRIUM – Schneeflocken-Obsidian
Legen Sie ein Armband aus o. g. Stein um oder massieren Sie Punkt He 9 mit dem Stein.

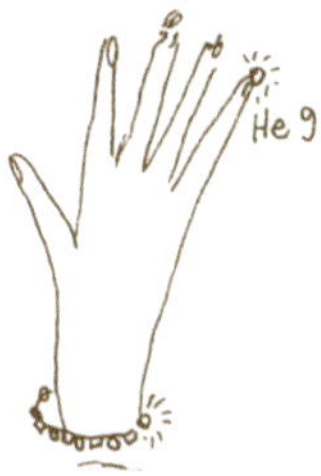

EILEITER – Chrysopras
Legen Sie einen Chrysopras auf die Haut über den Eileitern oder massieren Sie dort leicht ohne Druck.

EIERSTÖCKE – Chrysopras, Heliotrop, dunkler Opal, Rauchquarz, Rotnickelkies, Rosenquarz
Legen Sie je einen der Steine an den unteren Punkt der Eileiter und je einen etwa drei Fingerbreit darüber.

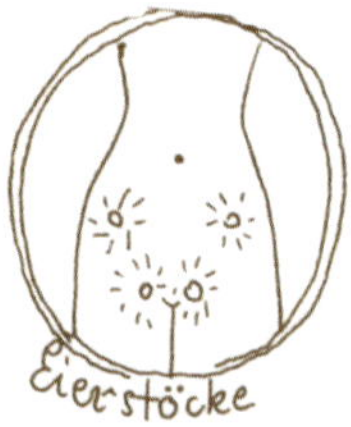

EKZEME – Amethyst, Hämatit

Massieren Sie den Unterarm außen oder tragen Sie ein Armband aus o. g. Steinen. Massagepunkt De 6

EMPFINDUNGSLOSIGKEIT – Platin

Tragen Sie Schmuck aus Platin.

ENDOKRINE DRÜSEN – Heliotrop, Magnetit

Hormondrüsen – siehe Drüsen und legen Sie einen der o.g. Steine zusätzlich auf die Drüsen. Massagepunkt He 3.

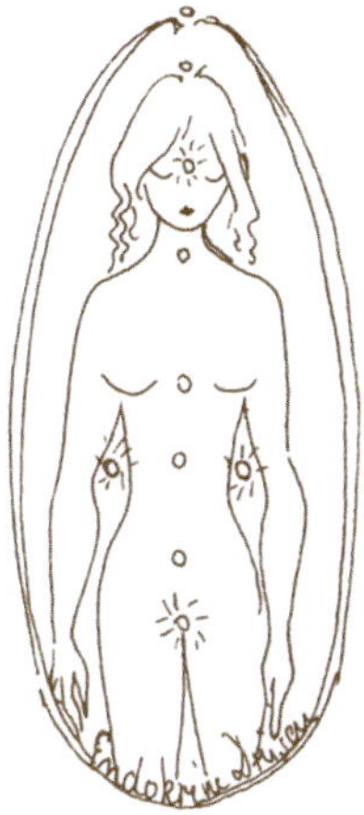

ENTZÜNDUNGEN – **Aquamarin, Bernstein, Chrysolit, Fluorit, Granat, Hämatit, Kupfer, Lapislazuli, Moosachat, Obsidian, Silber**

Legen Sie einen der Steine auf die entzündete Stelle oder binden sie einen oder mehrere mit ein.

ENZYME BILDEND – Perle, Pyrit

Tragen Sie Schmuck und Perlen als Kette oder Armband. Legen Sie sich täglich einen Pyrit auf das Sonnengeflecht und Perlen auf den Bauchnabel.

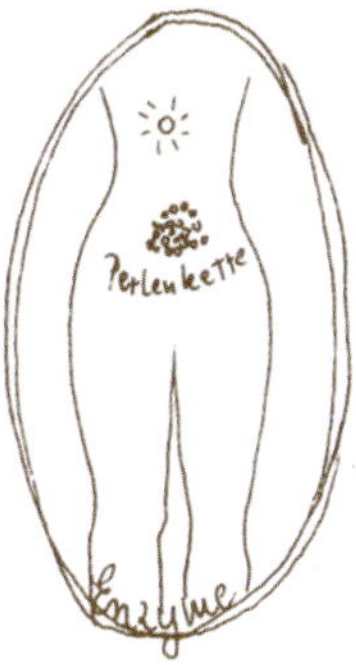

EPILEPSIE – **Amethyst, Bandachat, Diamant, Gold, Kupfer, Kunzit, Magnesit, Opal, Silber**

Wählen Sie zum Vorbeugen einen der Steine als Talisman-Handstein oder Armband. Massieren Sie sich täglich das Gesicht mit einem der Steine oder legen Sie sich in ein Energiefeld aus 12 Bergkristallen. Massagepunkte Ga 9,12,13,30 Lu 7,11, DE 7,18.

EPIPHYSE – **Mondstein, Smaragd, Topas**

Die Epiphyse ist vom Seelenleben her gesehen die erste Steuerzentrale, und ihre Funktionstüchtigkeit lebenswichtig. Der Mondstein regelt die Intuition, der Topas den Umwelt-Energie-Ausgleich, der Smaragd bewirkt Klarheit und Reaktionsvermögen. Legen sie sich einen der Steine auf die Stirn und einen von gleicher Sorte unter den letzten Halswirbel.

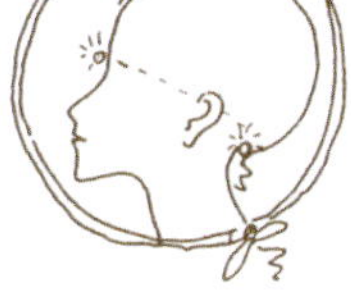

ERBRECHEN – Kunzit

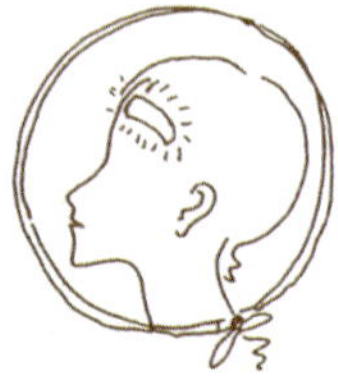

Massieren Sie sich die Stirn mit einem Kunzit unter dem Haaransatz. Massagepunkte Ga 8,10,17,24, Lu 3,9, DE 6,8 Le 3

ERDSTRAHLEN – **Jaspis, Karneol, Kupfer, Gold, Magnesit, Magnetit, Malachit, Meteorite, Nephrit, Onyx, Opal, Saphir, Silber, Smaragd, Sodalith, Turmaline, Quarze**

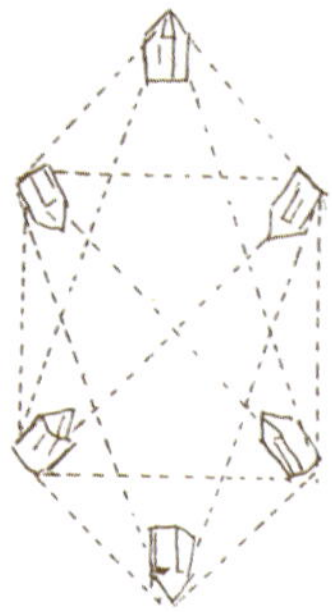

Jeder der Steine hilft Ihnen als Handstein, die Wirkungen der Erdstrahlen zu verkraften oder Ausgleich zu schaffen. Besser jedoch ist das Neutralisieren der Erdstrahlen mit einem dreieckigen, viereckigen oder sechseckigen Energiefeld, welches ständig im betroffenen Raum bleibt. Im Schlafzimmer können Sie das Feld unter der Matratze, unter dem Bett, am Arbeitsplatz um Ihren Stuhl, Schreibtisch oder über die Größe des gesamten Zimmers aufbauen. Hier gibt es keine Regel, wie groß die Kristalle sein und wie sie gelegt werden müssen. Das ist von Ort und Person abhängig. Jedoch sollte es eine geometrische Fläche ergeben. Ein einzelner Stein kann noch mehr Funktionsstörungen hervorrufen als gar keiner. Diese Steine sollten einmal pro Monat gereinigt werden, etwa acht Tage vor Vollmond.

Der Vollmond strahlt einen pranafeindlichen Magnetismus aus, der gespeicherte »Unreinheiten« der Kristalle verstärken kann.

ERDUNG – **Rauchquarz, Schneeflocken-Obsidian, Wasseropal**

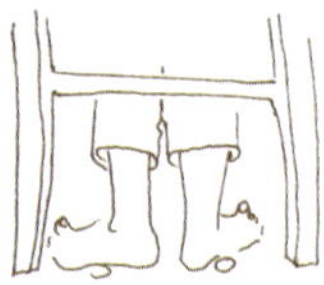

Stellen Sie ihre Füße auf die Steine Ihrer Wahl und versuchen Sie, die Mitte Ihres Körpers zu fühlen.

ERSCHÖPFUNG – **Aventurin, Chiastolith, Rosenquarz, Topas**

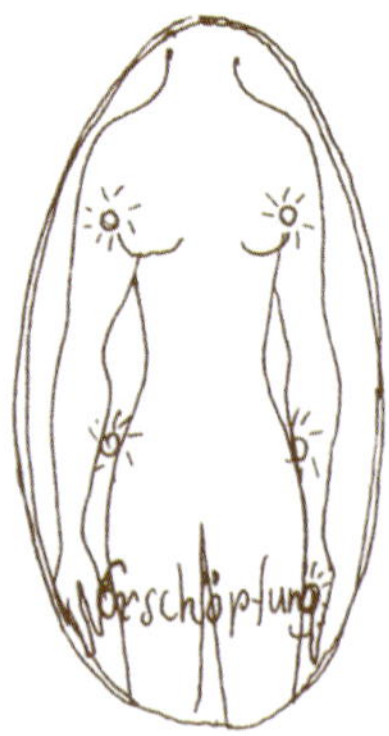

Der Rosenquarz eignet sich als Talisman-Handschmeichler, der Topas für Edelsteinwasser, der Chiastolith zum Aktivieren folgender Körperpunkte: Legen Sie je einen auf die Achseln, neben die Hüftgelenke, wo sie ihn mit den Händen festhalten, damit er nicht hinunterfällt. Oder lassen Sie sich eine Ganzkörpermassage mit einem Rosenquarz geben. Massagepunkt Ga 30, nervöse Erschöpfung He 3.

ERRÖTEN – Trümmerjaspis, Dendritenopal, Mondstein
Massieren Sie täglich Ihre Schläfe, die Seiten des Halses und die Verlängerung der kleinen Zehe. Massagepunkte Ga 5/21/43

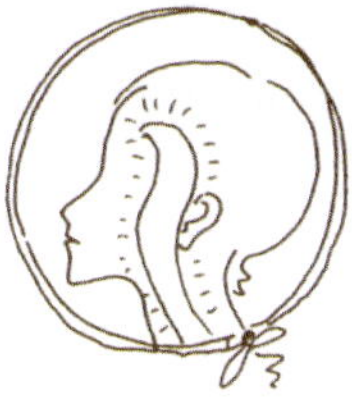

EXTREMITÄTEN UNTERE – schwarzer Turmalin, Onyx
Massieren Sie ihre Füße mit einem der Steine.

FARBENBLINDHEIT – Amethyst
Tragen Sie einen Amethystring am Zeigefinger und massieren Sie täglich beide Seiten des Kopfes von der Wange aufwärts bis zum obersten Schädelpunkt. Massagepunkt Ga1/16, Di 1.

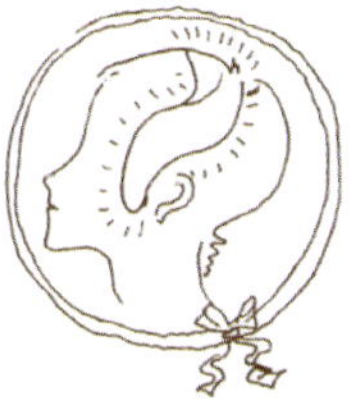

FACIALLÄHMUNG – Gold, Platin
Massieren Sie täglich die Mitte Ihres Kinnes mit o. g. Metall. Massagepunkt KG 24.

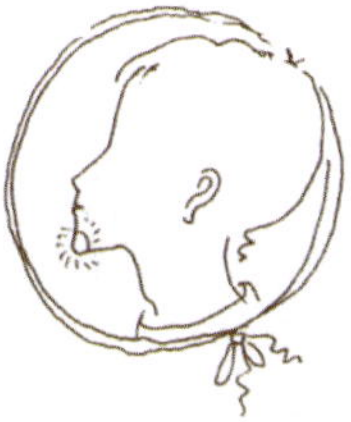

FIEBER – Chalcedon, Gold, Jaspis rot, Kupfer, Koralle, Lapislazuli, Rubin, Silber
Jeder der Steine ist als Handstein geeignet. Oder bereiten Sie ein Edelsteinwasser und betupfen damit die Schläfen bis zum Hals, die Füße und die kleine Zehe. Massagepunkte Ga 6,41,43 Lu 6,8,11.

FREMDEINWIRKUNGEN – Amethyst, Chrysopras, Diamant, Heliotrop, Labradorit, schwarzer Turmalin, Silber
Siehe Besessenheit, was die Energiefelder anbelangt, Diamantschmuck schützt, mit den anderen Steinen können sie mit nebenstehender Fingerrunde Ihre Abwehr stärken und Fremdeinwirkungen löschen. Allzu große Offenheit können Sie reduzieren mit einem geschlossenen Silberring am kleinen Finger: Männer am linken Finger, Frauen am rechten Finger.

FRIGIDITÄT – Feuerachat, Granat, Zoisit, Malachit, Rubelit
Legen sie sich ein Dreieck aus o. g. Steinen auf den Bauch: je einen auf jede Leiste, einen auf das Sakralchakra. Massagepunkt Ni 12.

FRUCHTBARKEIT – Amethyst, Chrysopras, Jade, Koralle, Malachit, Rosenquarz, Rubelit, Zoisit mit Rubin
Legen Sie sich in ein Energiefeld aus sechs Bergkristallen und zusätzlich ein Dreieck aus o. g. Steinen, je einen auf jede Leiste und einen kurz unter den Bauchnabel.

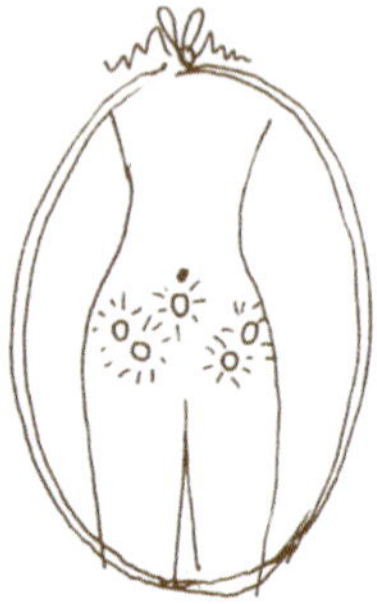

GALLE – Azurit-Malachit, Turmalin, Jaspis, Kupfer
Gallensteine – Chalcedon, Magnesit
In jedem Fall von Gallenproblemen können Sie ein Armband oder Armreif aus o. g. Steinen tragen. Bei Gallensteinen können Sie ein Edelsteinwasser bereiten, den Gallenblasenmeridian können Sie mit einem Citrin akupunktieren, d. h., die ganze Linie in Punkten kurz antupfen.

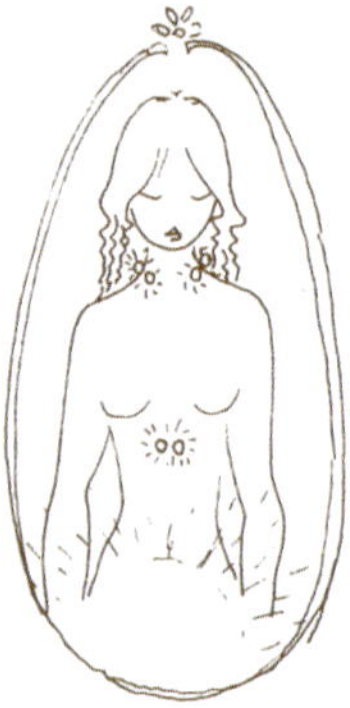

GEBÄRMUTTER – Heliotrop, Selenit
Stärkung mit einem Talisman-Handstein, Massagepunkt He 8.
Senkung – Massieren Sie ihre Ferse, Massagepunkt Ni 3.

GEBURT – Jaspis, Sarder
Tragen Sie einen der Steine im letzten Monat als Handstein. Bei vorzeitigen Wehen massieren Sie die Seiten des Halses mit einem Amethyst und legen zusätzlich zwei Steine in den Rippenbogen. Massagepunkte Ga 21, Le 14.

GEFÄSSVERHÄRTUNG – Dolomit auflegen

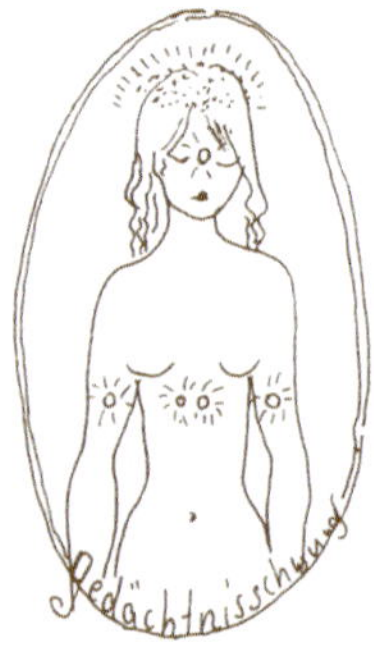

GEHIRN – Amazonit, Amethyst, Bandachat, Bergkristall, Citrin, Diamant, Gold, Messing, Platin, Rutilquarz, Saphir, Silber
Massieren Sie die gesamte Schädeldecke, bei Blutungen besonders den obersten Teil mit einem Bergkristall. Bei Gedächtnisschwund legen Sie einen der Steine auf die Stirn, je einen rechts und links in den oberen Rippenbogen und je einen daneben auf den Oberarm. Oder tragen Sie ein Armband oder Anhänger aus o. g. Steinen. Der Anhänger sollte im oberen Rippenbogen hängen.

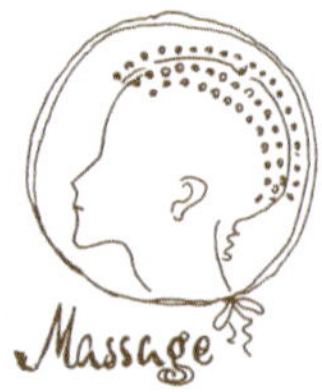

GEHIRNFLÜSSIGKEIT – Magnetit
Massieren Sie die Schädeldecke mit einem Magnetiten.

GEHÖR – Bernstein, Onyx

Lassen Sie sich mit einem der Steine den gesamten Kopf massieren, die Unterarme und die kleinen Zehen.

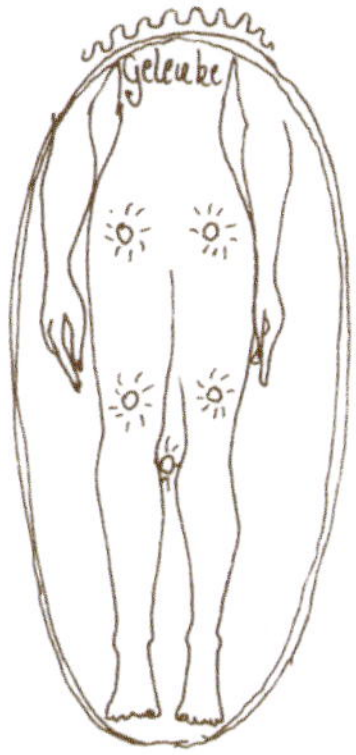

GELBSUCHT – Diamant, Kupfer, Koralle, Magnesit, Sarder

Tragen Sie einen Anhänger oder Armband aus o. g. Steinen. Massagepunkte Le 13, Di 2, Ma 20, KS 8, Mi 5, Ni 17.

GELENKE – Azurit, Magnetit, Tigerauge

GELENKENTZÜNDUNGEN – weißer Achat mit Türkis

Hier helfen Edelsteinwasser und Handschmeichler. Oder legen Sie sich einen der Steine auf jede Leiste, einen oberhalb der Knie auf die Schenkel, zwei unterhalb der Knie zwischen die Beine. Massagepunkte Le 7, Mi 8, 9 Ni 10, 11.

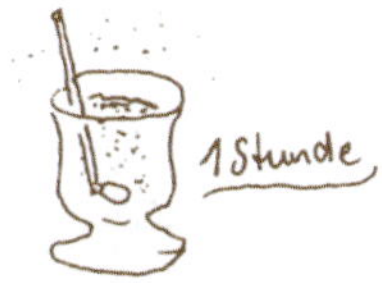

GELBSUCHT – Diamant, Koralle, Magnesit, Sarder

Nehmen sie sich einen Handstein, ein Armband oder Anhänger aus o. g. Steinen.

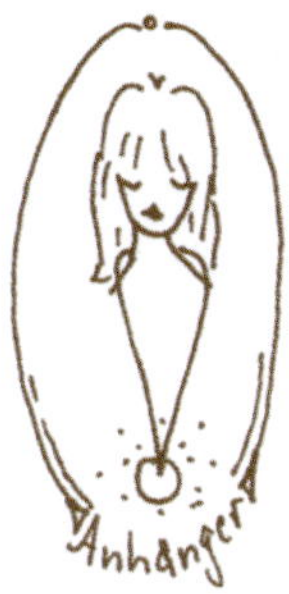

GENETISCH BEDINGTE KRANKHEITEN – Granat

Tragen Sie einen Anhänger aus Granat.

GEWEBESCHWÄCHE – Selenit, Rauchquarz

Massieren Sie sich mit einem der Steine oder bereiten Sie sich ein Edelsteinwasser.

GESCHLECHTSKANRKHEITEN – Granat, Boulder-Opal, Rosenquarz, Rubelit, Silber

Legen Sie sich in ein Sechseck aus Bergkristallen und zusätzlich je einen der o. g. Steine unter die Fußsohlen, neben die Knöchel und auf die Leisten. Massagepunkte Mi 6,Ni2, 8, 12.

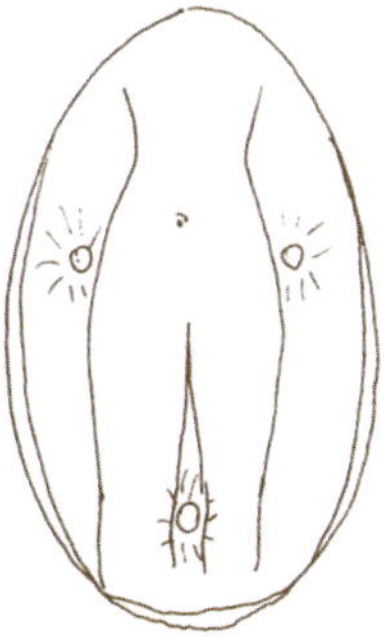

GESCHWÜRE – Achate, Bergkristall, Chrysokoll, Jaspis, Kupfer, Malachit, Mondstein, Perle

Bereiten Sie sich ein Edelsteinwasser. Oder binden sie den Stein mit in den Verband. Oder gestalten sie ein symmetrisches Energiefeld aus einem der o. g. Steine mit einem Stein zwischen den Knien und je rechts und links neben dem Körper in Höhe der betroffenen Stelle. Massagepunkt El 8.

GICHT – Diamant, Chrysopras, Kunzit, Topas

Massieren Sie täglich die gesamten Füße bis über die Knöchel. Oder legen Sie einen oder mehrere Steine in ein abendliches Fußbad.

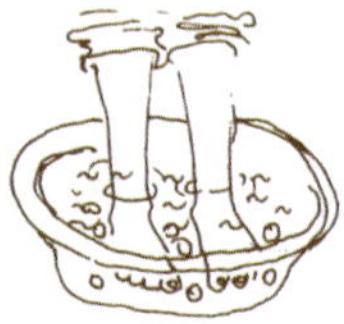

GIFT – Hämatit, Apatit, Magnesit

Jeder Handstein hilft Ihnen, über die Handreflexzonen zu entgiften. Der Magnesit zieht über die Hand Umweltgifte und Radioaktivität aus dem Körper. Bei Vergiftung mit einem der o. g. Steine hinter den Ohren massieren.

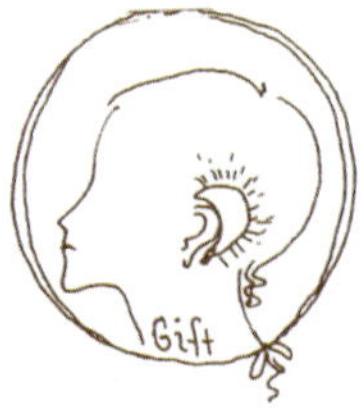

GLEICHGEWICHTSSTÖRUNGEN SEEKRANKHEIT – Magnesit, Tigerauge, Hämatitjade

Halten Sie sich vor der Reise jeweils für 20 Minuten einen Magnesit mit der flachen Hand auf jedes Ohr. Oder tragen Sie ein Armband aus Magnesit. Oder bereiten Sie sich ein Edelsteinwasser aus Hämatitjade.

GRIPPE – Beryll, Fluorit, Meteorite – vorbeugend: Achat

Bereiten Sie sich ein Edelsteinwasser. Oder benutzen Sie einen Achat-Handstein zur Vorbeugung. Oder legen sie sich einen der o. g. Steine zwischen Handgelenk und Körper, neben die Taille und in gleicher Höhe neben den Arm außen, je einen neben jede Halsseite. Massagepunkt bei Gliederschmerzen Ga 21.

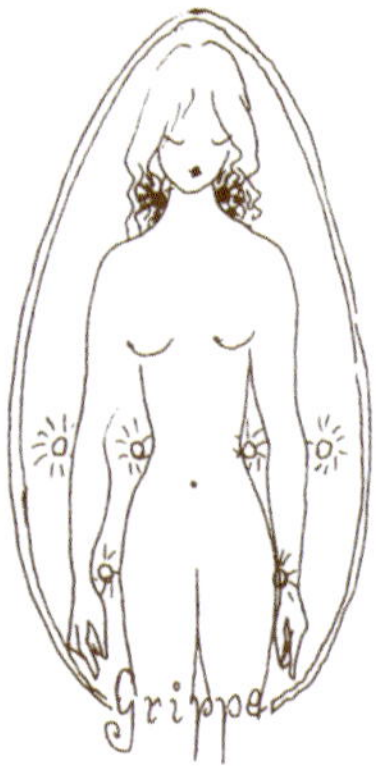

GÜRTELROSE – Silber, Tonerde, Jade

Massieren Sie täglich drei Mal für drei Minuten den Punkt laut nebenstehender Zeichnung. Tragen Sie zusätzlich einen Handstein aus grüner oder schwarzer Jade mit sich.

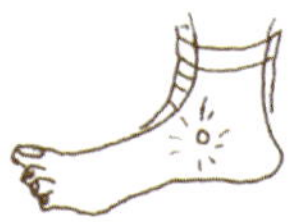

HAARAUSFALL – Versteinertes Holz, Onyx

Legen Sie sich einen der Steine auf das Sonnengeflecht und je einen auf jedes Schienbein. Oder massieren Sie mit dem Versteinerten Holz, vom Punkt zwischen den Brauen ausgehend die gesamte Kopfhaut. Oder nehmen Sie einen Handstein und denken Sie darüber nach, wo es Ihnen an Vertrauen mangelt, und nutzen Sie den Stein, diese Schwäche zu stärken. Massagepunkt Ma 39.

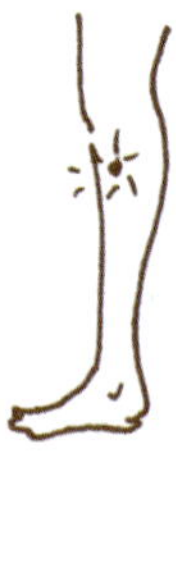

HALSKRANKHEITEN – Blauquarz, Chrysokoll

Legen Sie ein Energiefeld mit je einem Stein neben den Ellenbogen, auf das Kehlkopf-Chakra und neben die Ohren. Massagepunkte Di 17, Ma 9.

Bei Halsentzündungen massieren Sie mit einem Pyrit hinter dem Ohr und den Unterarm vom Ellenbogen bis zum kleinen Finger. Massagepunkte Dü 7/19.

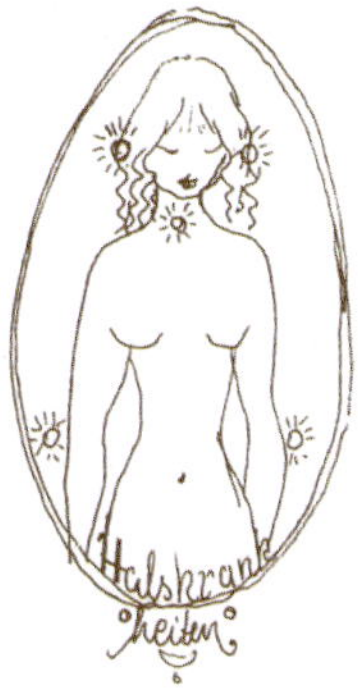

HÄMORRHOIDEN – Achat, Beryll, Granat, Hämatit, Koralle, Lepidolith, Malachit, Topas

Legen Sie sich täglich in ein Viereck aus einem der o. g. Steine: je einen auf das Kehlkopf-Chakra, zwischen die Beine Höhe Schienbein, zwischen die Oberschenkel und die Handteller. Oder nehmen Sie sich einen der Steine als Handstein. Denken sie darüber nach, was in Ihrem Leben längst überflüssig ist. Wenn Sie sich dessen entledigen können, genügt es, sich abends einen der Steine unter das Steißbein ins Bett zu legen.

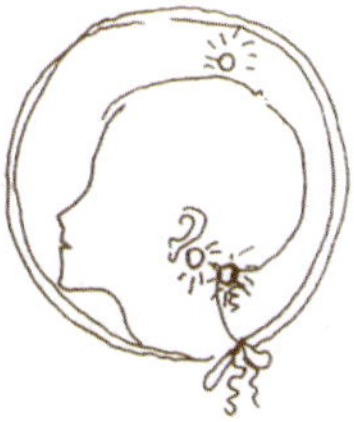

HÄMOGLOBIN – Chrysokoll, Granat, Heliotrop

Bereiten Sie sich ein Edelsteinwasser und trinken es täglich. Oder nehmen Sie einen Handstein mit sich.

HAUT – alle Schmuckmetalle, Achate, Granat, Hämatit, Lapislazuli, Landschaftsjaspis, Magnetit, Perle, Sarder, Smaragd

Bereiten Sie sich ein Edelsteinwasser aus einem klaren Smaragd. Oder legen sie ein Sechseck aus Bergkristallen und zusätzlich unter den Rücken in Herzhöhe zwei der o. g. Steine nebeneinander.

HEISERKEIT – Chalcedon

Legen Sie sich je einen Chalcedon unter die Achselhöhlen und einen auf den Kehlkopf. Denken Sie dabei darüber nach, was Ihnen die Stimme verschlägt und ob es das wert ist.
Massagepunkt Dü 19.

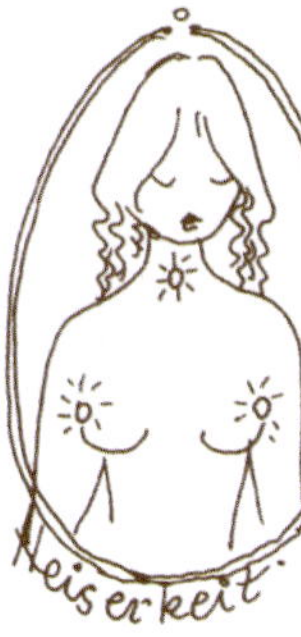

HEMISPHÄREN – Diamant, Band- und Moosachat, Gold, Wasseropal, Kupfer

Legen Sie ein Energiefeld um den Kopf: je einen Stein unter den letzten Halswirbel, je einen neben jedes Ohr, einen über den Scheitel. Achten Sie darauf, daß die Steine gleich groß sind und ein Quadrat ergeben. Oder nehmen Sie einen Dumortierit in die

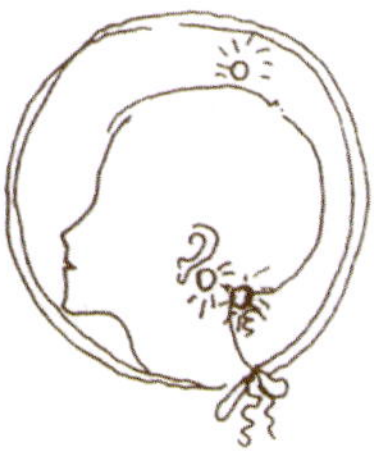

linke Hand, einen Chrysopras in die rechte Hand, dann kreuzen Sie die Arme über der Brust und tippen jeweils mit dem Zeigefinger auf die Halsschlagader. Mehrmals täglich, solange Sie sich gut dabei fühlen.

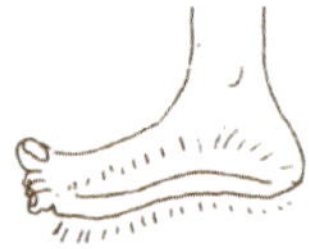

HERPES – Granat

Tragen Sie Granatschmuck. Stärken Sie Ihr Sonnengeflecht und Kehlkopf-Chakra und massieren Sie täglich mit dem Granat die Außenseite der Füße. Was Sie brauchen, ist Mut, zu dem zu stehen, was Sie denken. Ihre angestaute Bitterkeit können Sie mit einer 10-tägigen Kur neutralisieren: auf nüchternen Magen ein Glas Grapefruitsaft.

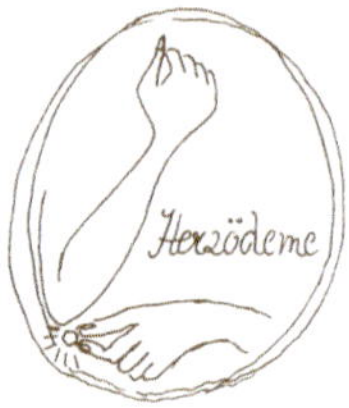

HERZ – Aquamarin, Orangencalzit, Rhodochrosit, Rubin

Massieren Sie zur Stärkung beide Ellenbogen mit einem der Steine. Ein Handstein aktiviert den Herzmeridian. Zur Vorbeugung können Sie am kleinen Finger einen geschlossenen Silberring tragen.

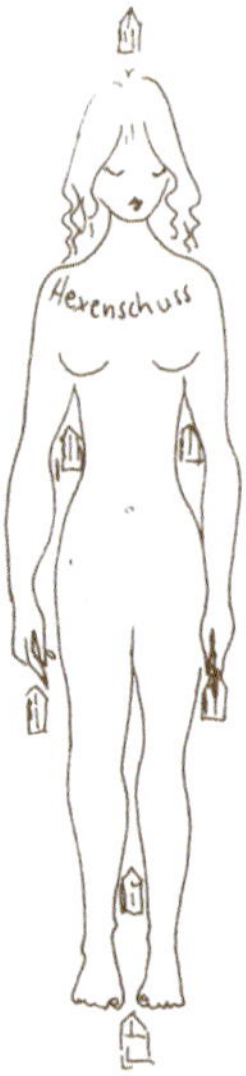

HERZKLOPFEN – Aquamarin, Orangencalzit, Rhodochrosit

Haben Sie schnell Herzklopfen, legen Sie sich drei gleiche Steine unter das Herz, je einen in den Rippenbogen und einen kurz über das Sonnengeflecht. Massagepunkte Ma 23, He 5, KS 6.

HERZKRANZGEFÄSSE – Aquamarin, Beryll, Diamant, Kunzit, Onyx

Massieren Sie zur Stärkung beide Ellenbogen mit einem der Steine.

HEXENSCHUSS – Magnetit, Kupfer

Kleben Sie sich einen Magnetit oder ein Kupfernugget mit einem Pflaster auf den Mittelpunkt der schmerzenden Stelle. Der Magnetit sollte magnetisiert sein. Oder drücken Sie täglich für drei Minuten den Stein in die Mitte der Ellenbeugen.

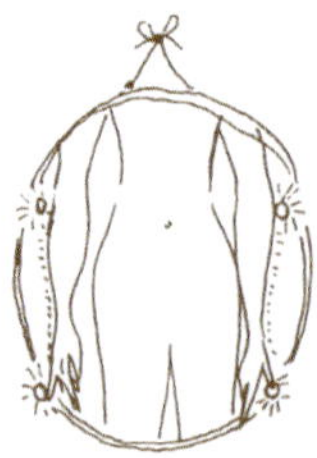

HIRNHAUTENTZÜNDUNG – Achat

Legen Sie sich täglich einen der Steine neben den kleinen Finger und neben die Ellenbogen, oder massieren Sie den Herzmeridian vom kleinen Finger bis zum Ellenbogen.
Massagepunkte Lu 11, Dü 4.

HITZEWALLUNGEN – Gold, Lepidolith
Legen Sie sich Ihren Goldschmuck auf den Bauch oder legen Sie sich einen Lepidolith auf das Sonnengeflecht und je einen Stein in die Hand.

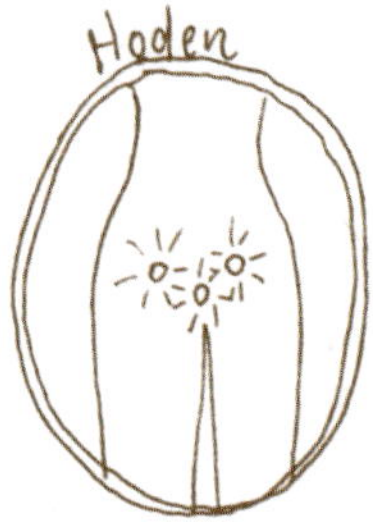

HODEN – Boulder-Opal, Chrysopras, Diamant, Heliotrop
Legen Sie sich täglich einen der Steine auf das Schambein.

HODKINSCHE KRANKHEIT – Moosachat, Lapislazuli
Nehmen Sie einen der Steine bewußt in die Hand und denken Sie daran, den kleinen Dingen des Lebens mehr Aufmerksamkeit zu schenken. Eine radikale Abwendung vom Negativen hilft, und der Stein hilft Ihnen.

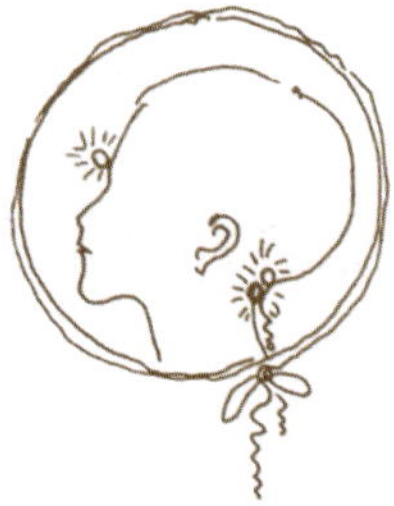

HORMONE
Hormonelles Gleichgewicht – Chrysokoll, Granat, Kunzit
Tragen Sie einen der Steine als Ring am Ringfinger.

HORMONSYSTEM – Feuerstein, Bergkristall, Heliotrop, Jaspis, Lepidolith, Magnetit, Marmor, Saphir, blauer Turmalin, Platin
Legen Sie einen der Steine auf die Stirn und zwei nebeneinander unter den letzten Halswirbel.

HUSTEN – Rutilquarz, Rosenquarz
Legen Sie sich in ein Energiefeld aus sechs Bergkristallen und zusätzlich einen der o. g. Steine auf das Herzchakra. Oder tragen Sie zum Vorbeugen einen Anhänger in Herzhöhe.

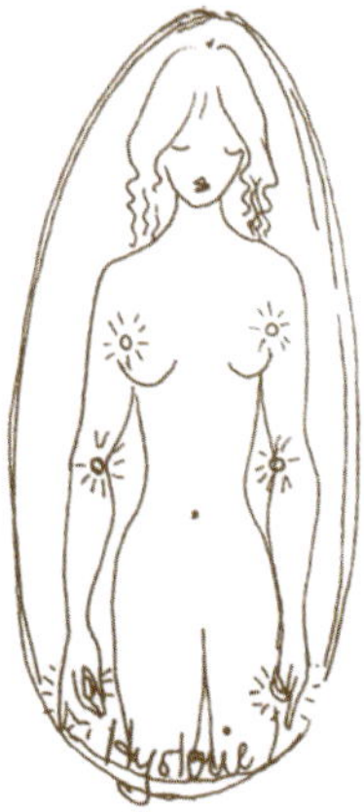

HYPOPHYSE – Amethyst, Bergkristall, Diamant, Mondstein, Saphir
Hier findet die Koordination aller Impulse statt. Legen Sie einen Stein auf die Stirn und einen unter den obersten Halswirbel.

HYSTERIE – Bergkristall, Chrysopras, Hämatit, Silber
Tragen Sie ein Armband oder Handstein aus o. g. Steinen. Oder legen Sie täglich je einen Stein auf die Achselhöhlen und in die Ellenbeugen und je einen in jede Hand. Denken Sie dabei darüber nach, was Sie beruhigt, ohne von anderen abhängig zu sein. Massagepunkte He 1,4,8.

IMMUNSYSTEM – Apatit, Aquamarin, Amethyst, Blauquarz, Citrin, Gold, Jade, Jaspis rot, Malachit, Rubin, Rutilquarz, Rubelit, Smaragd, grüner Turmalin

Tragen Sie einen der Steine als Talisman-Handstein mit sich. Bei akuter Immunschwäche tragen Sie einen grünen Turmalin über der Thymusdrüse.

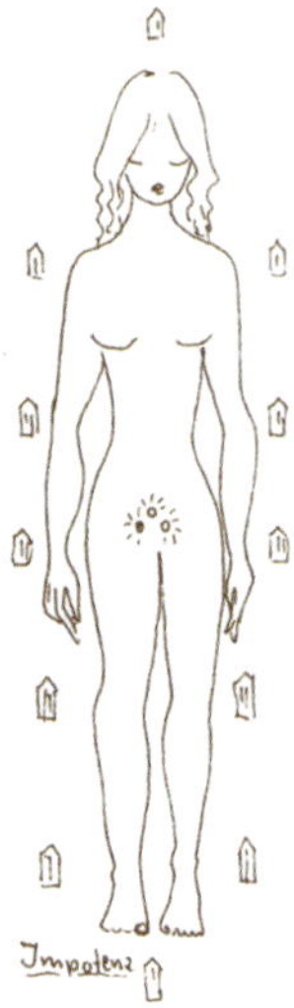

IMPOTENZ – Feuerstein, Chrysopras, Diamant, Gold, Silber, Granat, Rubellit, Zoisit

Legen Sie sich nachts einen der Steine neben den Sakralbereich.

INFEKTIONEN – Bauchquarz, Bergkristall, Malachit, Obsidian, Rubin, Silber

Bereiten Sie sich ein Edelsteinwasser aus Bergkristall und trinken es täglich. Oder nehmen Sie einen anderen als Handstein.

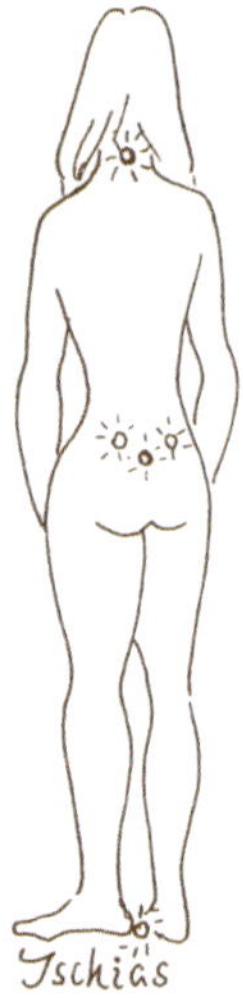

ISCHIAS – Kupfer, Malachit

Legen Sie sich ein Stück Kupfer oder Malachit unter den Ischiasnerv. Oder legen Sie unter den Rücken ein Viereck aus Malachiten – einen unter den Hals, einen zwischen die Fersen, je einen neben die Wirbelsäule neben die Wurzel des Ischiasnervs. Denken Sie über Ihre Lebensängste nach und ändern Sie, was Sie sich sicher fühlen läßt. Massagepunkte Ga 30/31/32.

KAPPILAREN – Jaspis grün, Granat, Heliotrop, Karneol, Kupfer, Koralle, Malachit, Onyx

Legen Sie sich die Steine achtsam auf die unteren Chakren. Fühlen Sie genau, welcher Stein auf welchem Chakra gut tut. So finden Sie die Balance zwischen Wurzel- und Herz-Chakra, zwischen Wunsch und Realität.

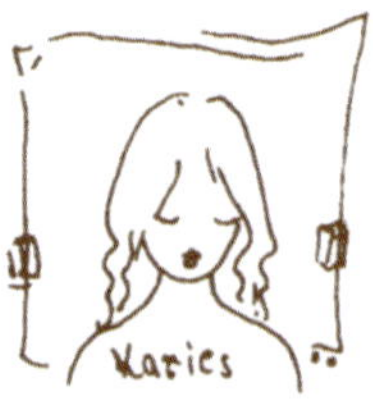

KARIES – Calzit, Malachit, Mondstein

Massieren Sie sich von den Schultern aufwärts bis zu den Wangen mit einem der Steine. Legen Sie währenddessen einen anderen auf das Sonnengeflecht. Oder legen Sie sich je einen Stein unter den Hals und unter jede Schulter.

KEHLKOPF – Jade, Lapislazuli, Morganit, Pyrit
Massieren Sie mit einem der Steine die Seiten der Nase oder legen Sie je einen Stein neben die Nase und je einen in jede Hand.

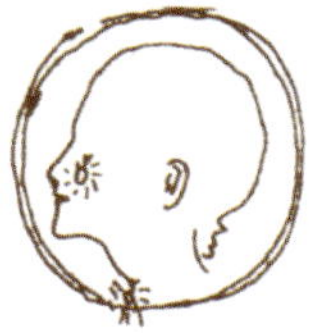

KIEFER – Aquamarin, Beryll, Diamant, Kunzit
Massieren Sie den Kiefer bis hinter das Ohr. Oder spülen Sie den Mund mit einem Edelsteinwasser aus Beryllwasser. Massagepunkt Dü 19.

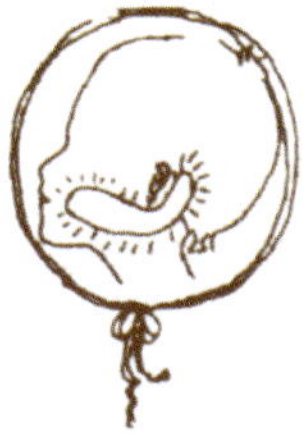

KINDERÄNGSTE – Sarder, Sodalith
Geben Sie Ihrem Kind ein Armband oder einen der Steine als Handstein-Talisman oder massieren Sie mit dem Stein täglich über dem Knöchel des Unterarmes. Massagepunt Dü 5.

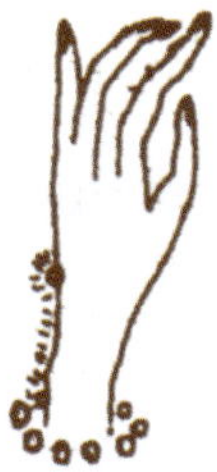

KINDERKRANKHEITEN – Gold, Malachit, Rubin, Smaragd, Turmalin
Diese Steine helfen beim Durchlaufen von Kinderkrankheiten. Bei Kindern (außer Neurodermitis) lege ich keine Energiefelder – eine Methode ist, die Steine unter das Kopfkissen zu legen, aber da Kinder sich meist noch ein gutes Gefühl erhalten haben, kann man den Stein auch zum Spielen in die Hand geben. Sie legen ihn sicher wieder weg, wenn sie genug haben.

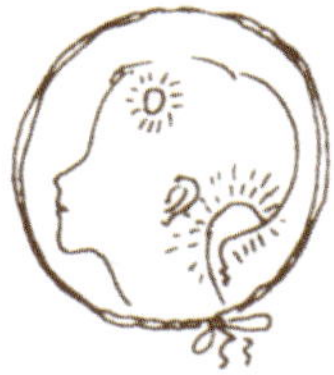

KLEINHIRN – Hämatit, Milchquarz
Massieren Sie mit einem der Steine den Hinterkopf, besonders über dem letzten Halswirbel und dort, wo uns keine Hörner gewachsen sind. Das hilft Ihnen, Ihren Lebenswillen zu aktivieren.

KNIE – Onyx
Massieren Sie ihre Knie rundum, besonders in der Kniekehle. Massagepunkt Ga 33.

KNOCHEN – Bronze, Calzit, Elfenbein, Fluorit, Gold, Lapislazuli, Rhodonit, Tigerauge
Legen Sie vier gleiche Steine um Ihr Becken.

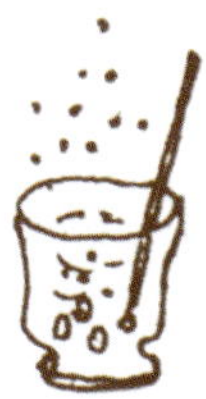

KNOCHENMARK – Boulder-Opal, Chalcedon, Heliotrop
Bereiten Sie sich aus einem der Steine ein Edelsteinwasser und trinken Sie davon, so oft Sie Appetit darauf haben. Gewöhnlich hört der Appetit auf, wenn der Körper genug davon hat.

KOLIKEN – Magnesit, Malachit, Saphir
Legen Sie sich einen der Steine kurz unterhalb des Bauchnabels.

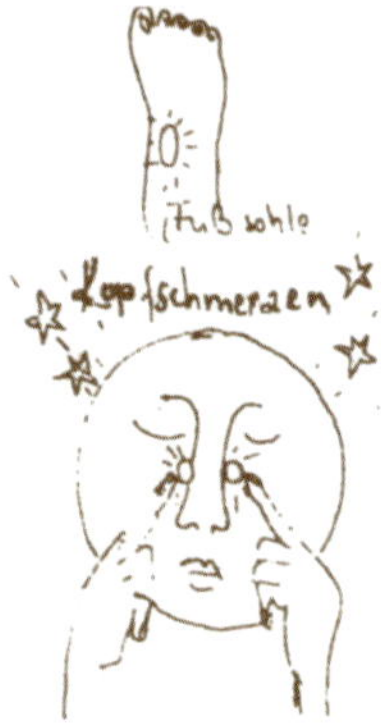

KOPFSCHMERZEN – Hämatit, Magnetit, Rubin
Für Kopfschmerzen am Hinterkopf oder wenn sie tagsüber und bei Müdigkeit auftreten, massieren Sie mit einem der Steine den Hinterkopf.

KOPFSCHMERZEN – Amethyst, Kunzit, Lapislazuli, Saphir
Für Kopfschmerzen, die nur nachts oder mit Hitzegefühlen und an den Schläfen auftreten, legen Sie sich einen der Steine auf die Stirn oder tragen Sie einen Anhänger. Sind die Schmerzen aus einer »Fülle« entstanden, ist die Stelle der Schmerzen druckempfindlich, dann massieren Sie entgegengesetzt, d. h. sind die Schmerzen rechts, dann massieren Sie auf gleicher Seite links, sind die Schmerzen druckempfindlich und gleichseitig, dann massieren Sie die Füße. Beide Methoden bewirken eine Art Druckausgleich.

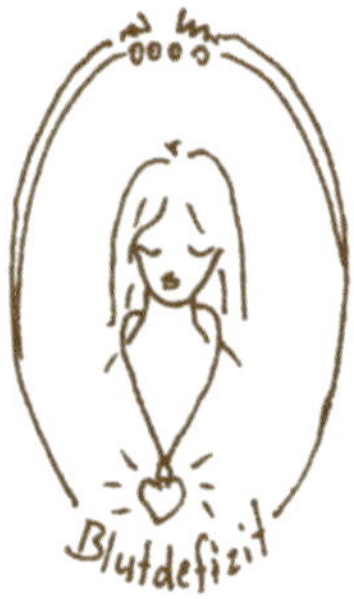

KOPFSCHMERZEN – Hämatit, Magnetit, Rubin
Kopfschmerzen, die nicht genau zu lokalisieren sind, beruhen auf Blutdefizit, dann tragen Sie einen Anhänger aus o. g. Steinen.

KOPFSCHMERZEN und deren emotionale Ursachen
Erdung? – Lesen Sie bei Erdung nach und legen Sie sich einen der Steine unter die Fußsohlen.

Ärger? – Klopfen Sie den gesamten Gallenblasenmeridian mit einem Lapislazuli ab, bearbeiten Sie so besonders Anfang und Ende des Meridians und nehmen Sie sich einen Rubin als Talisman, der stärkt Ihr Empfinden für das, was Sie brauchen.

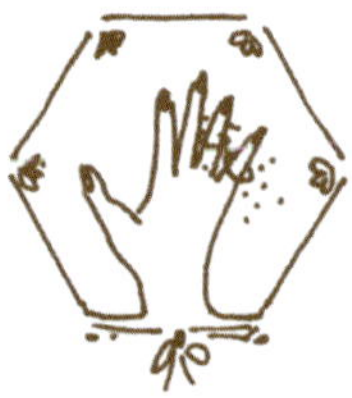

Herzschmerz? – Legen Sie einen Amethyst, Kunzit und/oder Smaragd in ein Waschbecken. Nach einer Stunde legen Sie beide Unterarme in das Wasser. Einer der Steine als Handstein-Talisman stärkt Ihr Herz und damit Ihre Offenheit. Oder tragen Sie einen geschlossenen Silberring am kleinen Finger – für gewöhnlich Männer am linken, Frauen am rechten kleinen Finger.

Sorgen oder zu viel Gedanken? – Legen Sie sich einen Saphir auf die Stirn zwischen die Augenbrauen zum Entspannen. Oder tragen Sie einen Saphirring am Ringfinger.

Magen, Nerven und Verdauungsprobleme? – Legen Sie sich einen Saphir auf die Stirn, nachdem Sie mit dem Stein die Seiten Ihrer Wangen massiert haben.

Ist die Welt zu kalt? – Tragen Sie einen Silber- oder Rubinring am Ringfinger und massieren Sie zusätzlich die Enden Ihrer Augenbrauen mit dem Stein.

Tragen Sie zu viele edle Steine? – Dann haben Sie dadurch einen Überschuß an Yang-Kräften. Diese können Sie mit Silber, Amethyst oder Lepidolith ausgleichen als Handschmeichler oder Schmuck.

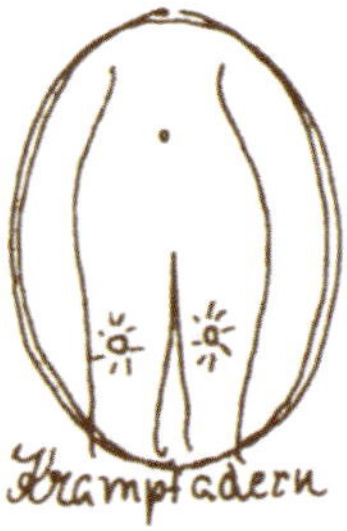

KRAMPFADERN – Magnesit, Lepidolith
Legen Sie zwölf der Steine neben jedes Gelenk in Form des yinstärkenden Energiefeldes auf Seite 27 oder legen Sie zwei gleiche Steine auf die Oberschenkel.

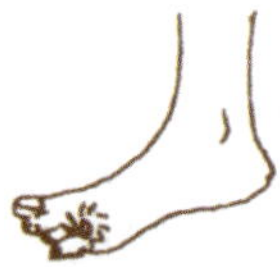

KRÄMPFE – Malachit, Magnesit
Innerliche Krämpfe – legen Sie einen der Steine auf das Sonnengeflecht.

Extremitäten – massieren Sie den Punkt zwischen kleinem und zweitem Zeh.

Hals, Nacken, Arme – tragen Sie ein Armband, Massagepunkt Dü 3.

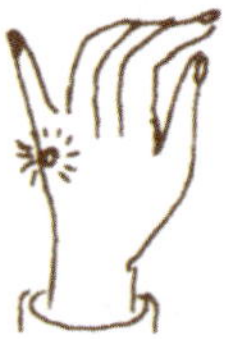

KREBS – Rauchquarz, grüner und schwarzer Turmalin
Tragen Sie einen Talisman als Handstein.

Brustkrebs – tragen Sie ein Armband – Massagepunkt KS 7.

Begleitend zu jeder Therapie: Legen Sie sich in ein Energiefeld aus zwölf schwarzen Turmalinen oder Bergkristall – entsprechend Ihrem Typ als Yin- oder Yang-Typ. Dies hilft Ihnen, auftretende Probleme der Chemie oder Strahlungsgaben zu verarbeiten und besser zu verkraften.

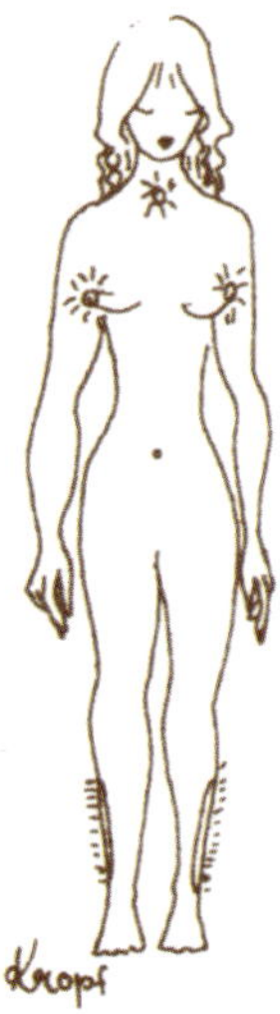

KREISLAUF regulierend – Chalzedon, Chrysokoll, Hämatit, Gold, Kupfer, Kunzit, Lapislazuli, Opal, Pyrit, Rosenquarz, Rubin, Smaragd, Topas, grüner und schwarzer Turmalin
Jeder der Steine reguliert den Kreislauf über die Hand mittels eines Handsteines. Massagepunkt KS 9.

KROPF – Aquamarin, Magnesit, Mondstein, Topas
Legen Sie sich vier Steine auf den Oberkörper, je einen unter den Kropf, auf und unter jede Achselhöhle und massieren Sie anschließend die Außenseite der unteren Wade.

KURZSICHTIGKEIT – Aventurin, Jade, Lapislazuli, Prasem, Saphir

Halten Sie täglich einen der o. g. Steine jeweils drei Minuten auf folgende Punkte und massieren Sie Ihre Fersen. Ga 1, Ma 3, Ni 4.

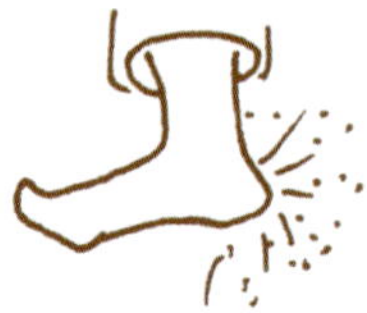

LÄHMUNGEN – Gold, Platin

Tragen Sie Ketten aus Gold und Platin. Legen Sie sich in ein Energiefeld aus sechs Bergkristallen und einen Saphir auf die Stirn. Da Lähmungserscheinungen oft mit lähmenden Gedankengängen einhergehen, nutzen Sie das Liegen im Energiefeld, um der Ursache auf den Grund zu kommen.

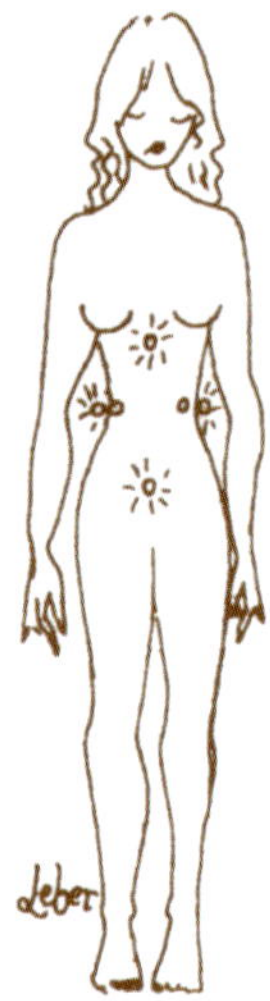

LANGLEBIGKEIT – Zinnober als Talisman-Handstein

LEBER – Azurit-Malachit, Beryll, Bernstein, Gold, Granat, Hämatit, Koralle, Lepidolith, Magnesit, Moosachat, Boulder-Opal, Peridot, Rubelit, Tigerauge, Silber

Legen Sie sich in ein Energiefeld aus sechs Steinen und zusätzlich ein Viereck aus o. g. Steinen auf den Bauch, vom Sakralzentrum bis zum Rippenbogen und je einen seitlich, so daß ein gleichschenkeliges Viereck entsteht.

LESESTÖRUNGEN – Amethyst, Bandachat, Diamant, Gold, Kupfer, Malachit, Opal, Rhodonit, Silber, Topas

Nehmen Sie einen der Steine als Talisman-Handstein.

LEUKÄMIE – Alexandrit, Bergkristall, Chalcedon, Diopsid, Heliotrop, Koralle, Malachit, Opal, Rosenquarz, Rubin

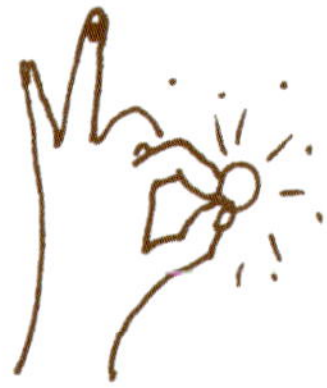

Legen Sie sich täglich in ein Energiefeld aus sechs Bergkristallen und stärken Sie mit einem Alexandrit, Malachit, Opal oder Rosenquarz Ihr Herz, mit Bronze, Heliotrop oder Elfenbein Ihr Sonnengeflecht. Oder harmonisieren und aktivieren Sie mit allen o. g. Steinen Ihre Chakren. Hören Sie auf Ihr höheres Selbst, auf Ihre Seelenverbindung.

LICHTEMPFINDLICHKEIT – Citrin, Selenit

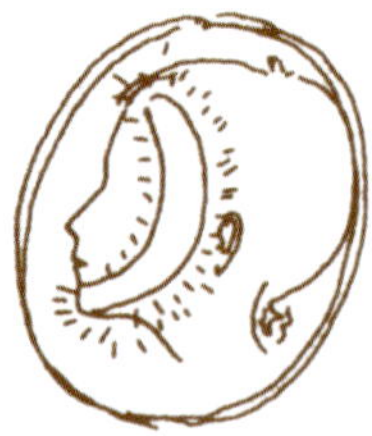

Massieren Sie sich die Schläfen mit einem Citrin, vom Haaransatz bis zum Kinn. Nehmen Sie anschließend in jede Hand einen Selenit und entspannen Sie damit. Kontrollieren Sie Ihr Holz- und

Wasser-Element. Meist steckt eine derartige Schwäche dahinter. Massagepunkte Ga 3, Ma 1/8.

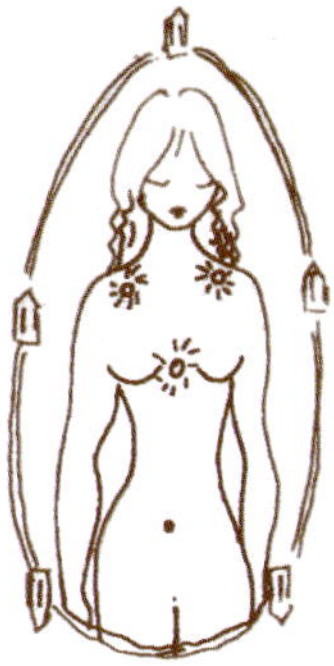

LUNGE – Achate, Bergkristall, Fluorit, Jaspis, Koralle, Kupfer, Lapislazuli, Magnesit, Pyrit, Rhodonit
Legen Sie sich in ein Sechseck aus Bergkristallen, zusätzlich je einen Stein auf die Schultern und einen Rhodonit auf das Herz. Lassen Sie sich den Oberkörper mit einem der Steine massieren.

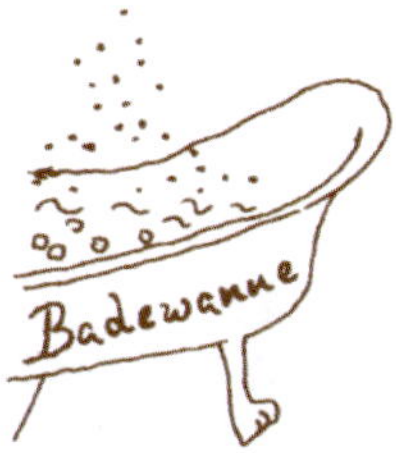

LYMPHE – Bergkristall, Koralle, Lapislazuli, Morion, Mondstein, Moosachat, Smaragd, grüner Turmalin
Lassen Sie sich täglich eine Ganzkörpermassage mit Bergkristallen geben. Ist das nicht möglich, so baden Sie jeden Tag in einem Wasser, welches mindestens eine Stunde mit Kristallen aufgeladen wurde. Oder legen Sie sich täglich in ein Energiefeld aus sechs oder zwölf Bergkristallen. Tragen Sie zusätzlich einen der anderen Steine als Talisman-Anhänger oder Handstein mit sich. Massagepunkt bei Endzündung der Lymphe Di 10.

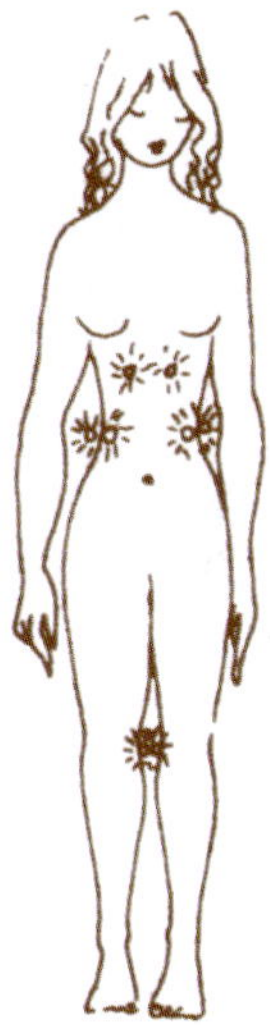

MAGEN – Aquamarin, Bergkristall, Heliotrop, Magnesit, Malachit, Mondstein, Onyx, Pyrit, Perle, Selenit, Saphir, Silber
Tragen Sie einen der Steine als Anhänger direkt über dem Magen.

MAGENGESCHWÜR – Bergkristall, Gold, Malachit, Mondstein, Onyx, Pyrit, Perle, Selenit, Saphir, Silber
Tragen Sie einen der Steine als Halskette oder Armband. Massagepunkt Ga 21, KS 7.

MANDELENTZÜNDUNG – Lapislazuli, Pyrit
Massieren Sie mit einem der Steine Ihre Ellenbogen.

MANDELN – Amethyst
Tragen Sie einen Anhänger.

MASTDARM – Silber, Schwefel
Tragen Sie silberne Fußkettchen.

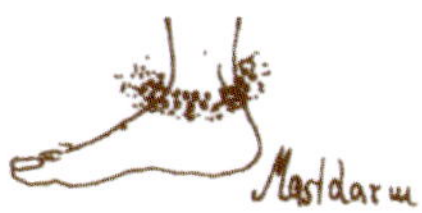

MENIERE – Innenohrerkrankung durch ungleichen Druck
Kunzit als Talisman-Handstein, trinken Sie abends Zinnkraut-Tee.

MENSTRUATION – Beryll, Jade, Kupfer, Koralle, Karneol, Lapislazuli, Magnesit, Rubelit, Silber
Schmerzhafte Menses: Binden Sie einen der Steine mittels z. B. eines Gummimieders fest auf den Bauch. Bei zu langer Menses legen Sie sich zusätzlich je einen Stein etwas höher und neben die Brusthöfe und zwischen die Knöchel. Massagepunkt Ma 18, Ni 5 – 6.

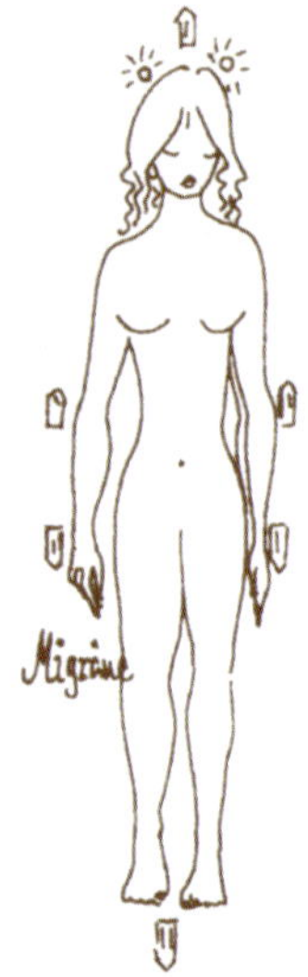

MIGRÄNE – Amethyst, Jade
Im akuten Fall massieren Sie mit dem Amethyst sanft die obere Kopfhälfte und geben Sie sich Energie über den Punkt Di 4 – an der Daumenwurzel. Oder legen Sie sich in ein Sechseck aus sechs Bergkristallen, wobei das innere Viereck neben Ellenbogen und Handgelenken liegen soll. Legen Sie sich zusätzlich zwei Amethyste rechts und links über den Kopf. Tragen Sie ein Armband und Fußkettchen aus Silber. Massagepunkt Ga 20, Di 4.

MICHBILDUNG – Chalzedon, Malachit
Legen Sie sich je einen der Steine auf die Achsel, auf jede Lende und lassen Sie sich den gesamten Oberkörper von der Mitte aus über diese Punkte nach außen massieren. Massagepunkte Mi 1, KS 1.

MILZ – Achat, Aquamarin, Versteinertes Holz, Calzit, Chalcedon, Diamant, Jade, Heliotrop, Malachit, Mondstein, Perle, Peridot, Rubin, Rhodochrosit, schwarzer Turmalin, Wasseropal
Legen Sie sich aus einem der Steine ein Viereck unter den Rükken: oberster Stein zwischen die Schulterblätter, je einen neben die Taille, einen zwischen die Waden.

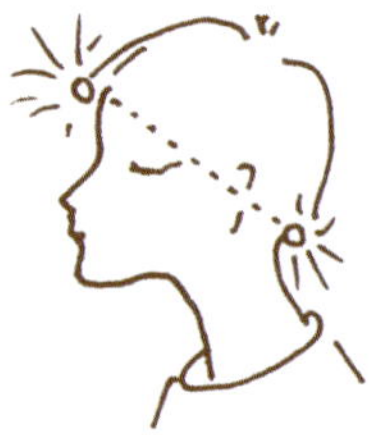

MITTELHIRN – Amethyst
Legen Sie sich einen Amethyst auf die Stirn und einen auf den obersten Halswirbel.

MONDSUCHT – Achat
Tragen Sie zum Vorbeugen und Stabilisieren Ihres Emotionalkörpers einen Achat als Anhänger über dem Sonnengeflecht.

MONGOLISMUS – Kunzit
Tragen Sie Schmuck aus Kunzit.

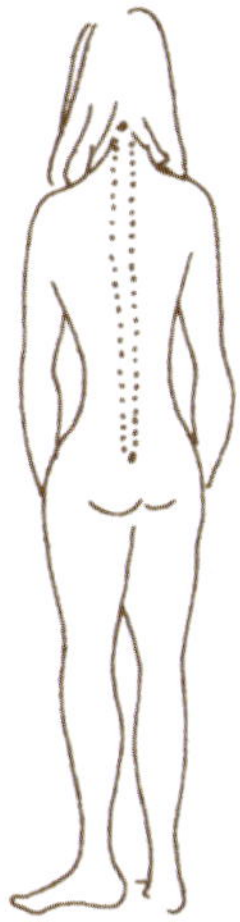

MOTORIK – Apatit
Lassen Sie sich täglich mit dem Stein die Seiten Ihrer Wirbelsäule massieren, indem er kurz angetippt wird – Punkt neben Punkt, anschließend den Hinterkopf massieren mit dem Stein. Oder legen Sie nachts zwei Apatite neben das Kopfkissen, rechts und links.

MULTIPLE SKLEROSE – Chrysopras, Gold
Legen Sie sich ein Viereck aus Chrysoprasen, einer auf das Herz, einer etwa 30 cm über dem Kopf, je einen etwa 30 cm neben die Ohren. Tragen Sie Goldschmuck ohne Steine zur Stärkung Ihres Lebenswillens. Massieren Sie die »stumpfen« Stellen Ihres Körpers nach den Segmentzonen – Massage auf Seite 27.

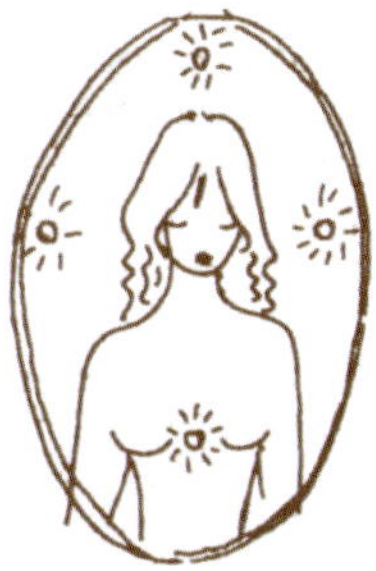

MUNDPROBLEME – Jaspis
Massieren Sie die Partie um den Mund und um die Ohren, um Ga 11 etwa drei Minuten.

MUSKELDYSTROPHIE – Azurit-Malachit, Gold, schwarzer Turmalin
Legen Sie sich täglich in ein Energiefeld aus zwölf schwarzen Turmalinen. Tragen Sie einen Handschmeichler aus Azurit-Malachit und Goldschmuck.

MUSKELKATER – weißer Achat mit Türkis, Tigerauge
Sie können mit einem Talisman aus Achat plus Türkis oder einem Tigerauge vorbeugen.

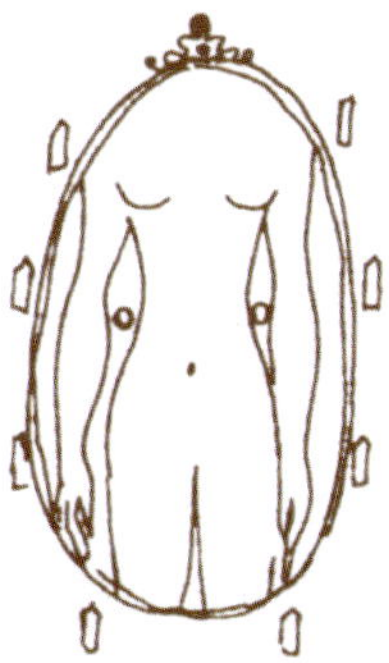

MUSKELSYSTEM – Apatit, Aventurin, Azurit-Malachit, Blauquarz, Gold, grüner Jaspis, Morganit, Obsidian, Perle, Türkis
Legen Sie sich täglich in ein Energiefeld aus zwölf Bergkristallen, zusätzlich zwei der o.g. Steine neben die Taille. Massagepunkt Ga 26.

NACHTSCHWEISS – Kupfer, Gold als Schmuck

NACKENVERSPANNUNG – Amethyst, Aventurin
Tragen Sie eine Kette aus einem der beiden Steine, keinen Anhänger. Oder massieren Sie mit einem der Steine täglich die Schultern. Bei akuter Verspannung massieren Sie anfangend am Ohr, rund um das Ohr über den Nacken bis zu den Schultern. Massagepunkt bei Schwellungen Ga 40.

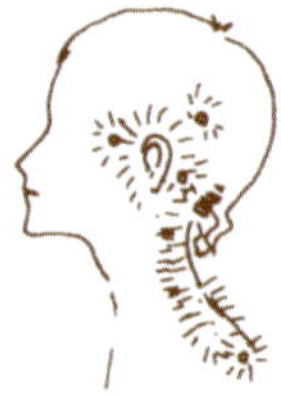

NÄGEL – Graphit, Schwefel, Onyx
Hier hilft ein Handstein und Nachdenken darüber, wozu man seine »Krallen« einsetzen könnte.

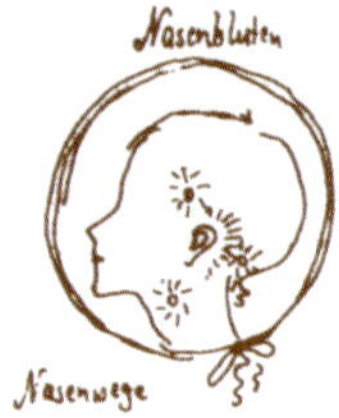

NASENBLUTEN – Karneol
Tragen Sie ein Armband aus Karneol. Oder massieren Sie täglich etwa zwei Monate lang rund um das Ohr und die große Zehe mit dem Stein. Kontrollieren Sie Ihre Symptome im Element Erde. Massagepunkt Ga 5, 20 KS 4, Mi 1.

NASENWEGE – Silber, Türkis
Tragen Sie eine Kette oder Armband aus Silber oder Türkis. Oder massieren Sie mit dem Türkis hinter dem Ohr. Massagepunkte Ga 20, Di 18, He 7.
Riechen – massieren Sie statt dessen mit einem Jaspis.

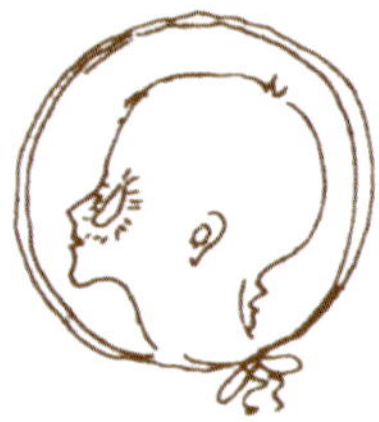

NEBENHÖHLEN – Amethyst
Massieren Sie die Seiten der Nase täglich. Bei akuter Entzündung massieren Sie Punkt Ma 45 mit dem Amethyst.

NEBENNIEREN – Rauchquarz, Peridot, Perle
Legen Sie sich einen Rauchquarz täglich unter das Wurzel-Chakra oder einen der o. g. Steine unter die Zunge. Tragen Sie einen Ring mit Peridot am Ringfinger oder Perlenschmuck.

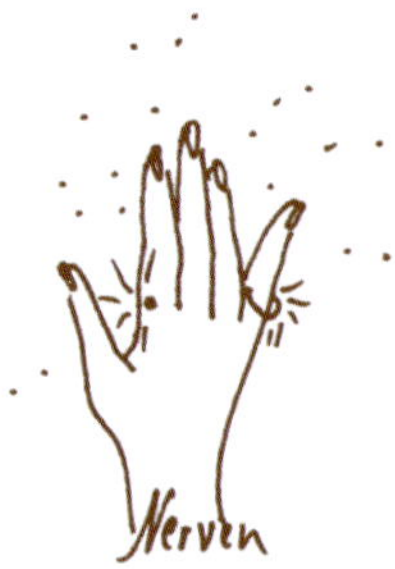

NERVENSCHMERZEN – Jade
Tragen Sie einen Jadering am Ringfinger oder einen Handstein. Massieren Sie die gesamte Hand. Massagepunkte Di 3 und Dü 2.

NERVENSYSTEM – Aquamarin, Amethyst, Aventurin, Bandachat, Versteinertes Holz, Bergkristall-Wasser, Bernstein, Diamant, Gold, Kunzit, Lapislazuli, Malachit, Magnesit, Morion, Onyx, Opal, Orangencalzit, Perle, Platin, Pyrit, Rauchquarz,

Rubin, Silber, Smaragd, grüner und blauer Turmalin – beinahe alle Steine wirken auf das Nervensystem

Nervenschwäche – Trinken Sie täglich ein Edelsteinwasser aus Bergkristall, Aquamarin, Amethyst, Kunzit und Smaragd.

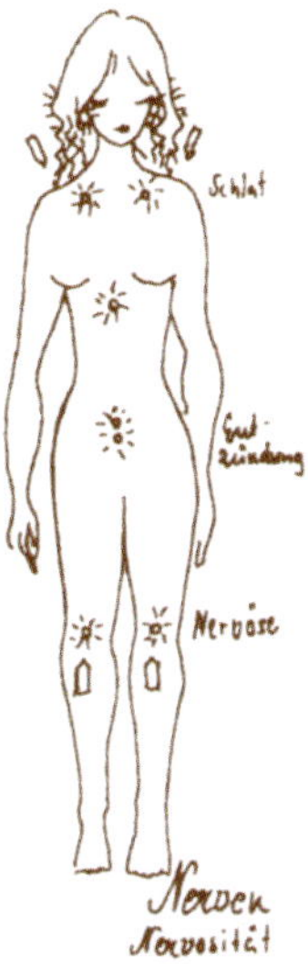

Nervöser Schlaf – Legen Sie vor dem Einschlafen zwei beruhigende Steine auf jedes Schlüsselbein. Massagepunkt Ma 12

Nervosität – Legen Sie täglich zwei Stück Versteinertes Holz auf den Oberkörper und die Knie. Unterstützen können Sie die Wirkung mit einem Sechs- oder Zwölfeck aus Bergkristallen. Massagepunkte Ma 36, Ni 27.

Nervenentzündung – Legen sie zwei sanfte Steine unterhalb des Bauchnabels, je einen unter die Achselhöhle und je zwei hinter/unter jedes Ohr. Massagepunkte Ma 28, Dü 9,17

Nervenschmerzen, Neuralgie – Jade
Tragen Sie einen Jadering am Ringfinger oder einen Handstein. Massieren Sie die gesamte Hand und je 3 Minuten Di 3 und Dü 2

NIEREN – **Rotes Tigerauge, Rhodonit, Quarze klar oder milchig, Sugilith, Rosenquarz, Sardonyx, Falkenauge, Turmalinquarz Phantomquarz – stärken das Yang der Nieren.**
Tragen Sie einen oder mehrere der Steine Ihrer Wahl als Kette.

Andenopal, Wasseropal, Girasol, Schneeflocken-Obsidian, Boulder-Opal, Charoit, Kunzit, Aquamarin – stärken das Yin der Nieren. Legen Sie einen oder mehrere der Steine in eine Schüssel und stellen Sie Ihre Füße darauf, füllen Sie soviel lauwarmes Wasser hinein, bis es über Ihre Knöchel reicht. Oder suchen Sie sich fünf o. g. Steine aus, legen je zwei unter und neben die Taille und einen auf das erste Chakra.

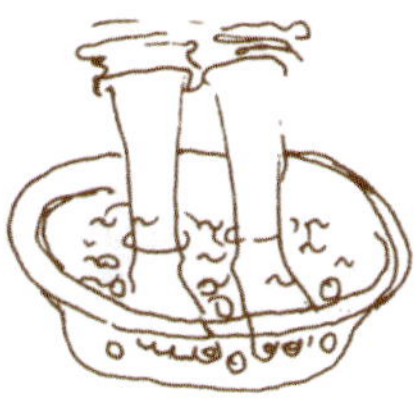

NYMPHOMANIE – Diamant, Perle
Tragen Sie einen Brillantring oder eine Perle. Oder legen Sie sich nachts einen der beiden Steine unter das Kopfkissen. Massagepunkt Bl 10.

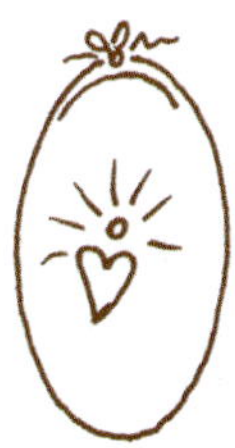

ÖDEME – Amethyst
Tragen Sie einen Amethyst über dem Herzen.

OHNMACHTSANFÄLLE – Malachit, Rhodochrosit, Orangencalcit, Aquamarin

Beugen Sie mit einem Handstein oder Anhänger vor. Der Anhänger aus Malachit sollte auf dem Sonnengeflecht hängen, der Anhänger aus den anderen Steinen auf dem Herzen. Kontrollieren Sie Ihre Symptome im Element Feuer. Massagepunkt KS am Mittelfinger und Ga 13 am Haaransatz.

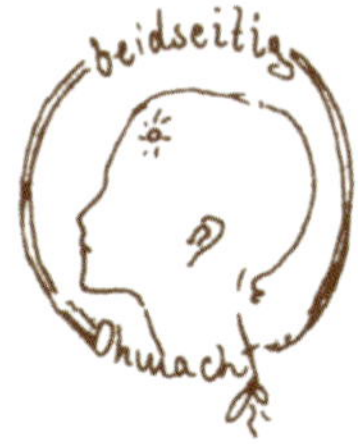

OHRENSCHMERZEN – Jaspis, Heliotrop

Bei Schmerzen – kleben Sie sich einen der beiden Steine auf das Ohr.

OHREN GEHÖR – Fluorit, Kunzit, Kupfer, Platin, Rhodonit, Silber, Zinnober

Legen Sie sich täglich einen der Steine auf die oberen Rippen. Massagepunkt Ni 25.

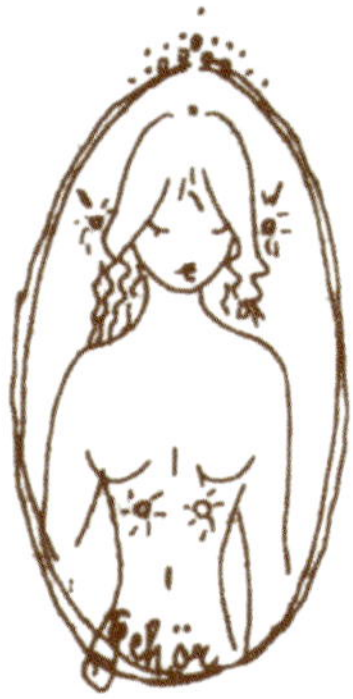

OHRGERÄUSCHE – Jaspis

Tragen Sie ein Armband aus Jaspis. Oder sedieren Sie den Dickdarmmeridian, indem Sie mit dem Jaspis von den Fingern an nach oben streichen. Massagepunkt DE 10, Di 5, Dü 4.

OVARIEN – Boulder-Opal, Chrysopras, Heliotrop, Rauchquarz, Rotnickelkies, Rosenquarz

Legen Sie einen der Steine in die Leistenbeuge.

PARASYMPATHISCHES NERVENSYSTEM – Blauquarz, Jaspis, Jade, Lapislazuli, Morganit, Rosenquarz

Legen Sie sich täglich in ein Energiefeld aus zwölf Bergkristallen und zusätzlich einen der o. g. Steine auf die Stirn zwischen die Augenbrauen und einen unter den obersten Halswirbel. Massagepunkt LG 16

PARKINSONSCHE KRANKHEIT – Kunzit

Tragen Sie einen Anhänger aus Kunzit über dem Herzen.

PERNIZIÖSE ANÄMIE – Malachit, Kupfer

Tragen Sie einen Kupferarmreif und massieren Sie täglich den Ellenbogen mit dem Malachit.

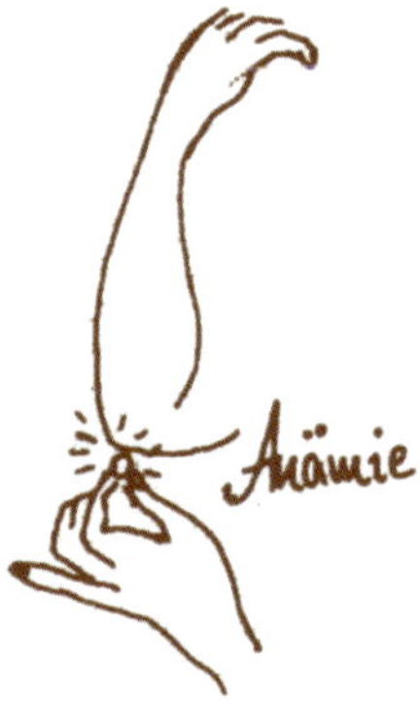

PILZE – Kupfer, Malachit

Tragen Sie Schmuck aus o. g. Material. Fußpilze: Bereiten Sie ein Edelsteinwasser und baden Ihre Füße darin.

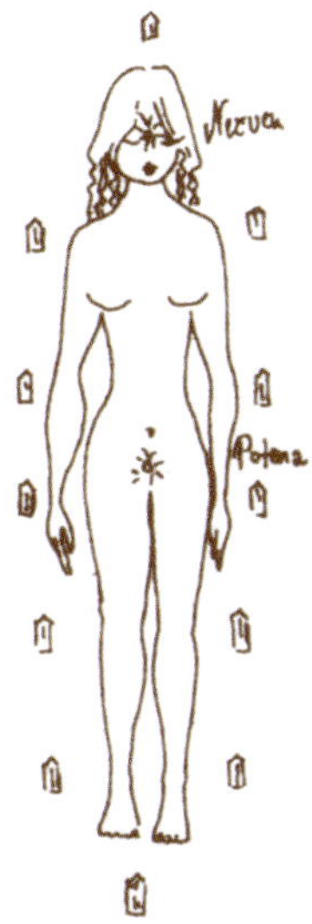

POLYPEN – weißer Achat mit Türkis

Tragen Sie einen Talisman aus beiden Steinen. Oder legen Sie sich beide Steine täglich zusammen auf den obersten Rippenbogen. Massagepunkt Ni 22.

POTENZSCHWÄCHE – Boulder-Opal, Diamant, Gold, Granat, Kupfer, Rosenquarz, rosa und schwarzer Turmalin, Rubin in Matrix

Legen Sie einen der Steine rechts und links neben die Hüften während des Schlafes oder je einen in die Hosentasche. Oder legen Sie sich ein Energiefeld aus o. g. Steinen: je einen neben und zwischen die Knöchel, zwischen und außen etwas oberhalb der Knie und einen auf das Schambein. Massagepunkte KG 2, Ma 30, Ni 2, 4, 6, 10, 13.

PROGERIE – Landschaftsjaspis

Legen Sie Ihr Kind täglich in ein Energiefeld aus zwölf Brocken Landschaftsjaspis (Gewicht pro Stein etwa 20 – 30 g)

PROSTATA – Achat, Chrysopras, Magnesit, Selenit

Legen Sie sich je einen Stein unter die Knie und je einen auf die Leisten. Nehmen Sie Handschmeichler oft in die Hände.

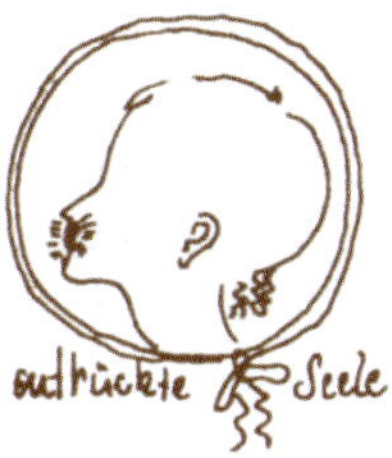

PSYCHE – entrückte Psyche – Landschaftsjaspis

Nehmen Sie einen Landschaftsjaspis so oft wie möglich zwischen Zähne und Lippen in den Mund.

RACHENENTZÜNDUNG – Pyrit

Legen Sie sich Pyrite neben den Hals.

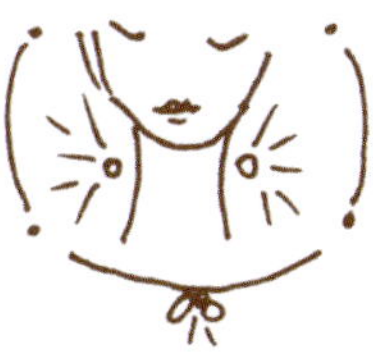

RADIOAKTIVITÄT – Magnesit

Nehmen Sie bewußt für fünf Minuten einen Magnesit in jede Hand und reinigen Sie diesen danach.

RAUCHERENTWÖHNUNG – weißer Achat mit Rubin, Botswana-Achat

Tragen Sie ein Armband oder Anhänger direkt über dem Sonnengeflecht aus beiden Steinen. Legen Sie sich täglich in ein Energiefeld aus zwölf Bergkristallen und zusätzlich o. g. Steine auf das Sonnengeflecht.

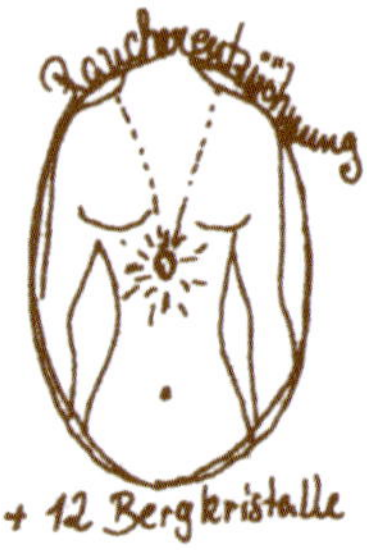

REFLEXSTEIGERUNG – Magnesit als Handstein.

RHEUMA – Versteinertes Holz, Chrysokoll, Gold, Magnetit, Malachit, Schwefel

Tragen Sie mit Hilfe eines Heftpflasters einen magnetischen Magnetit auf den schmerzenden Stellen oder bei Rheuma in den Armen ein Goldarmband. Oder legen Sie sich in ein Energiefeld aus zwölf Stück Versteinertes Holz. Als Vorbeugung hilft ein Handstein.

RÖNTGENSTRAHLEN – Apatit, Bronze, Herkimer, Gold, grüner Jaspis, Kupfer, Malachit, Magnetit, Boulder-Opal, Smaragd, Saphir, Sodalith, Silber, Rubelit, Türkis, sämtliche Quarze

Legen Sie sich in ein Sechseck aus Bergkristallen, und überall dort, wo sich eine der entstandenen Kraftlinien kreuzt, legen Sie einen der o. g. Steine auf. Zur Vorsorge genügt ein Anhänger oder Handstein.

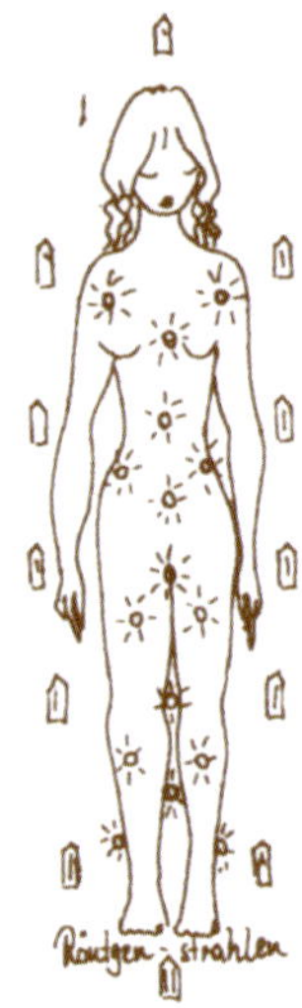

RÜCKENSCHMERZEN – Blau- und Grünquarz, Aventurin, grüner Jaspis, Morganit, Obsididan

Legen Sie sich unter die Schultern, neben die obersten Rippen und in die Taille je einen der o. g. Steine. Oder lassen Sie sich den Rücken mit einem Aventurin massieren. Das entspannt die Muskulatur. Haben Sie nur im Lendenbereich Rückenschmerzen, dann legen Sie zwei handtellergroße Kreise, außen Serpentin, innen Aragonit unter die betroffene Stelle.

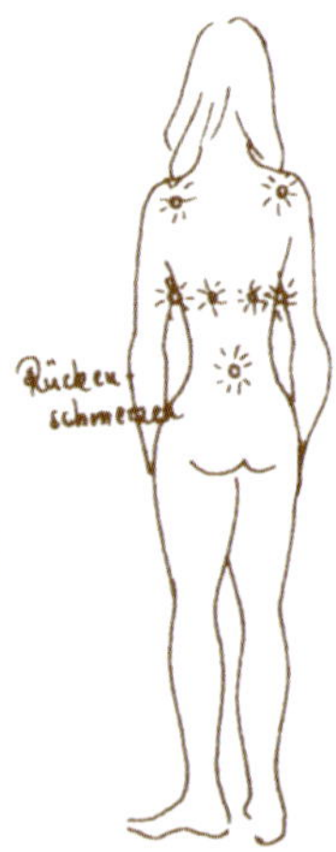

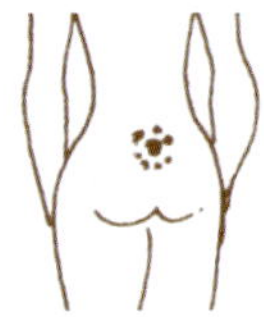

SCHÄDELBRUCH – Diamant

Tragen sie einen Anhänger aus Brillanten oder Diamant. Legen Sie diesen drei Mal pro Tag auf die Stirn.

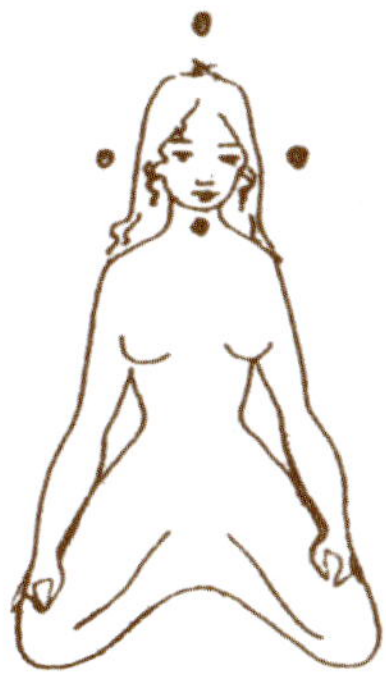

SCHARLACH – Kupfer, Malachit als Handstein.

SCHILDDRÜSENREGULIERUNG – Azurit, Bergkristall, Chrysokoll, Kunzit, Magnesit

Legen Sie sich einen der Steine auf die Schilddrüse und einen unter den Hals auf gleicher Höhe und je einen neben die Ohren, einen über den Kopf. Oder tragen Sie eine Halskette. Bei Schilddrüsenunterfunktion legen Sie fünf Azurite auf die eben beschrieben Stellen.

SCHLAFSTÖRUNGEN – Lepidolith, Saphir, Amethyst

Massieren Sie vor dem Einschlafen die Punkte in der Kuhle auf dem Rist und legen einen Saphir auf die Stirn zwischen die Augenbrauen. Wenn Sie nachts aufwachen, legen Sie ihn wieder auf die Stirn. Diese Methode hilft Ihnen, wenn die Gedanken nicht zur Ruhe kommen und Sie deshalb wachhalten.

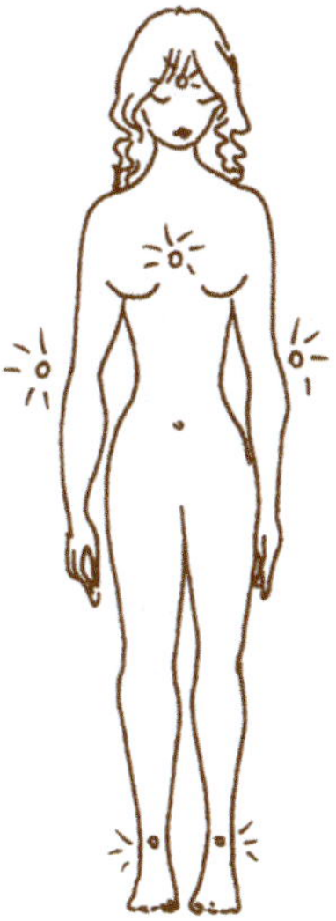

Sind Sie tagsüber bereits voller Tatendrang und können keine Pausen machen, dann spricht man von »friedlosem Shen«. Shen ist Geist, Ausgleich und wird dem Element Feuer und damit dem Herzen zugesprochen. Dann wacht man um Mitternacht auf, weil das »Herz schwer ist«. Beruhigen Sie schon tagsüber Ihren Geist mit yin-stärkenden Steinen. Vermeiden Sie ab mittags aufputschende Getränke, und essen Sie nach 18 Uhr nichts mehr bzw. nur leichte Nahrung.

Aquamarine, Mondstein und die Perle sind dann die besten Steine für Sie, tagsüber und nachts. Legen Sie sich drei mit ins Bett, wenn Sie einschlafen: je einen neben die Ellenbogen, einen auf das Herz. Wenn er vom Körper fällt, bleibt er doch im Bereich des Herzens.

Die Steine neben den Ellenbogen stärken u. a. die Milz, welche als Chakra die Aufgabe hat, das Herz mit Kraft zu versorgen. Tagsüber nehmen Sie einen Handstein, Anhänger oder Kette aus o. g. Steinen.

Wenn Sie Schlafstörungen zwischen 2 und 5 Uhr haben, hat Shen die Leber angegriffen. Dann hilft Ihnen am besten der Lepidolith. Massieren Sie Punkt Ma 42, die Kuhle auf dem Rist Ihres

Fußrückens und legen Sie sich einen Stein darauf. Oder legen Sie sich abends je einen Lepidolith neben den Bauchnabel und einen auf die Stirn oder legen Sie ein Energiefeld aus zwölf Lepidolithen, wie in Teil 1 beschrieben. Bei allen Schlafstörungen ist es sinnvoll, sich abends eine Ganzmassage geben zu lassen:

bei Yang-Schwäche – die Segmentzonenmassage,
bei Yin-Schwäche die Ausgleichsmassage mit einem Amethyst, beide in Teil 1 beschrieben.

SCHLAFSUCHT – Rhodochrosit, Tigerauge
Tragen Sie einen Anhänger aus o. g. Steinen. Oder legen Sie sich in ein Sechseck aus
Bergkristallen, und überall dort, wo eine Kreuzung der Kraftlinien entsteht, legen Sie einen der o. g. Steine auf. Massagepunkte DE 8, Le1, Di 13.

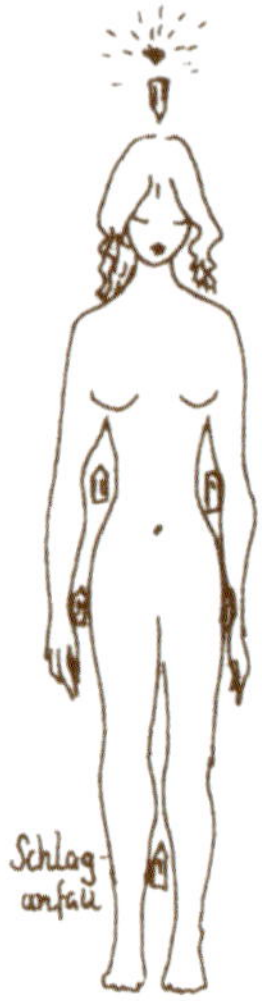

SCHLAGANFALL – Diamant, Kunzit
Legen Sie sich sechs Bergkristalle zu einem Sechseck, je zwei in die Ellenbeugen, je einen auf jedes Handgelenk, einen zwischen die Schienbeine, einen oder den Diamanten über den Kopf. Oder tragen Sie einen Diamant- oder Brillantring am Mittel- oder kleinen Finger. Massagepunkte Ma 37, KS 3, Dü 4.

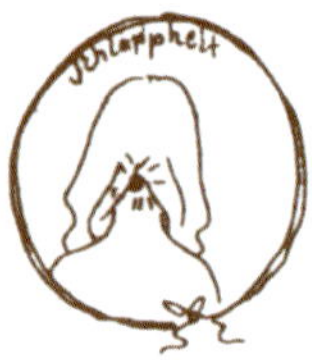

SCHLAPPHEIT – Milchquarz
Legen Sie sich einen Milchquarz 10 Minuten unter den obersten Halswirbel.

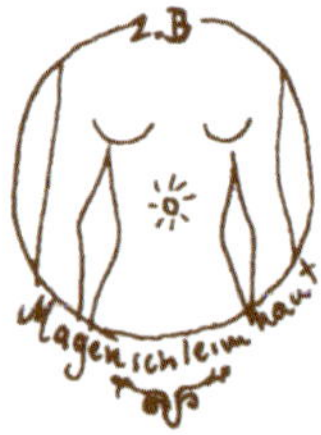

SCHLEIMHAUT – Fluorit, Selenit, Koralle
Legen Sie sich einen der Steine auf das nächstliegende Chakra.

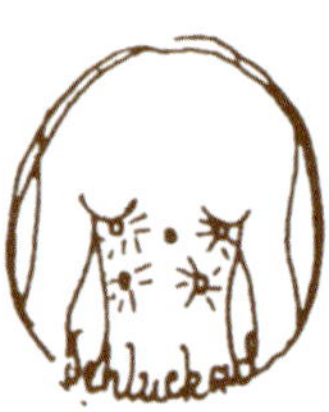

SCHLUCKAUF – Beryll
Tragen Sie einen Beryllanhänger in der Höhe des Rippenbogens. Oder legen sie sich ein Viereck. Wenn sie Kristalle haben, legen Sie die Spitzen nach innen und einen in die Mitte mit der Spitze zum Hals zeigend. Massagepunkte Ga 24, KG 13, Ma 18.

SCHMERZEN – Aragonit, Amethyst, Kunzit, Malachit, Magnetit, Saphir

Massieren Sie ohne Druck die schmerzenden Stellen, auch über dem Verband. Oder binden Sie einen der Steine mit ein. Bei Schmerzen in den Armen nehmen Sie einen Handstein oder legen Sie sich ein Viereck auf die Brust und je einen Stein auf den Unterarm. Massagepunkte Di 7, Mi 17, 19.

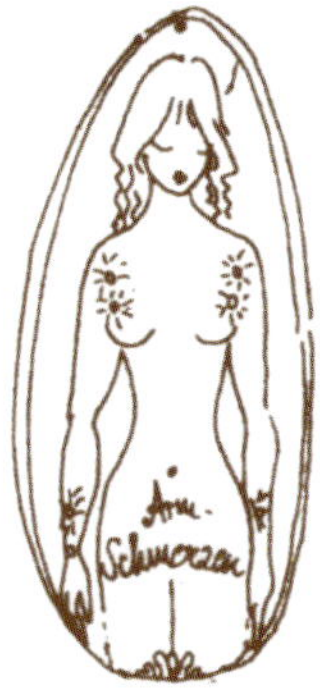

SCHNUPFEN – Rosenquarz, Sodalith

Massieren Sie den Ringfinger-Anfang oder tragen Sie einen Ring aus Rosenquarz oder Sodalith. Massagepunkt Dü 2.

SCHULTERN – Aventurin, Magnetit

Verspannte Schultern lockern sich gut mit einer Massage mit Aventurin, Schmerzen mit Magnetit. Massagepunkt Lu 6, De 13, 16.

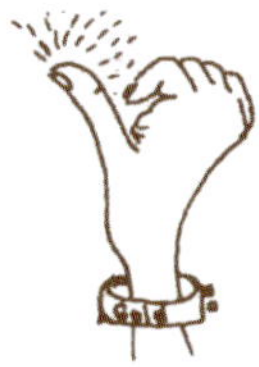

SCHÜTTELFROST – Gold, Steinsalz

Tragen Sie ein Goldarmband oder massieren Sie mit Gold den Daumen oder halten Sie mit dem Daumen und Zeigefinger Steinsalz.

SCHUTZSTEINE – Amethyst, Bernstein, Chrysokoll, Chrysopras, Citrin, Tigerauge, Türkis, schwarzer Turmalin

Diese Steine eignen sich als Schmucksteine, Anhänger oder Handsteine.

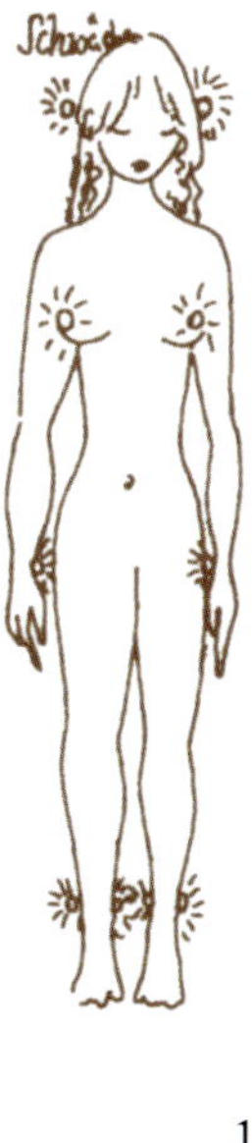

SCHWÄCHE – Heliotrop, Koralle, Magnesit, Pyrit, Rosenquarz

Legen Sie sich einen der Steine über jedes Ohr, auf jede Achsel, neben jedes Handgelenk und kurz über jeden Knöchel. Oder legen Sie sich täglich in ein Energiefeld aus sechs bis zwölf Bergkristallen. Massagepunkte Ga 19, 22, 40, Dü 5, Ni 15.

SCHWANGERSCHAFT – Amazonit, Amethyst, Beryll, Chalzedon, Jade, Magnesit, Mondstein, Moosachat, Silber, Selenit, Rubellit

Tragen Sie einen der Steine als Anhänger oder Handstein. Bei Beschwerden legen Sie sich einen der Steine zwischen die Oberschenkel oder massieren Massagepunkt Ni 9.

SCHWINDELGEFÜHLE – Kunzit, Malachit, Magnetit, Magnetitjade
Tragen Sie ein Armband aus o.g. Steinen. Oder trinken Sie ein Edelsteinwasser aus Magnetitjade. Oder massieren Sie den gesamten Gallenmeridian mittels eines Magnetit.

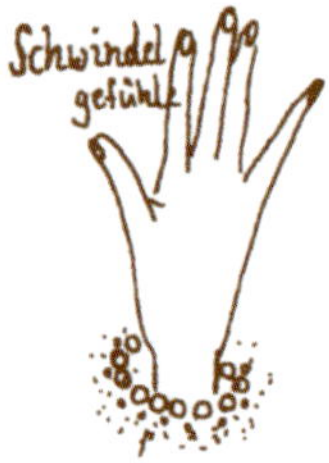

SEELISCHE STÖRUNGEN – Wasseropal
Legen Sie sich je einen Wasseropal auf die Augenbrauen und zwischen kleinen und zweiten
Fingeransatz. Massagepunkt Di 16, Ni 24.

SELBSTHEILUNGSZENTRUM – Azurit, Dendritenquarz, Grossular, grüner Jaspis, Labradorit, Malachit, Peridot
Legen Sie sich ein flaches Dreieck aus einem der Steine auf den Oberkörper. Der oberste Stein sollte auf der Thymusdrüse liegen.

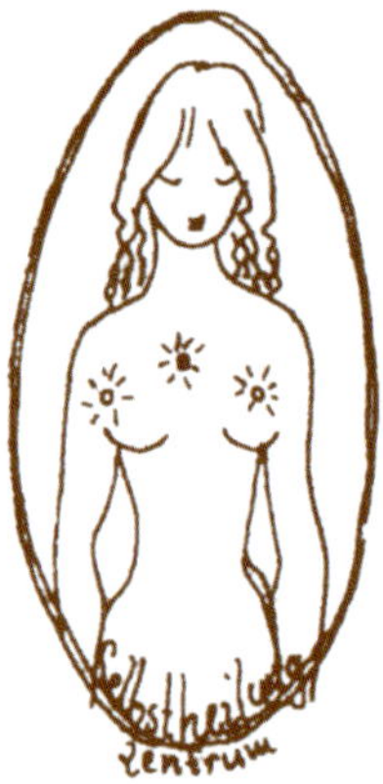

SENILITÄT – Koralle
Kaufen Sie sich einen Rosenkranz aus Koralle. Wenn Sie ihn nicht zum Beten verwenden, so verwenden Sie ihn dennoch wie einen Rosenkranz.

SEXUELLE STÖRUNGEN – Chrysopras, Diamant, Boulder-Opal, Rauchquarz, Rosenquarz, Selenit, Zoisit
Vorzeitiger Samenerguß – legen Sie sich einen der Steine auf jede Seite der Leisten, höchste Stelle.

SICHELZELLEN – Marmor, Opal
Tragen Sie einen Anhänger aus o.g. Steinen direkt über dem Herzen.

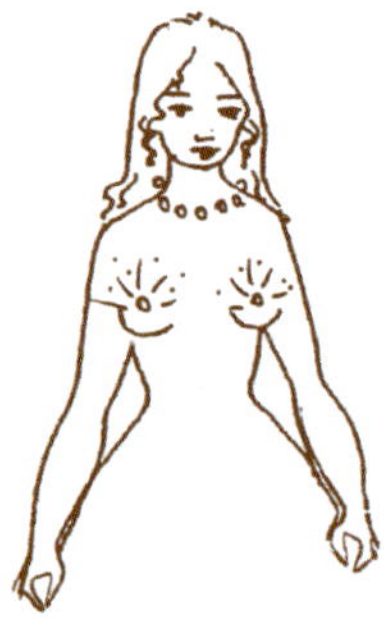

SODBRENNEN – Koralle
Legen Sie sich je eine Koralle über die Brustspitzen oder tragen Sie eine lange Korallenkette. Massagepunkt Ma 16.

SOLAR PLEXUS – Azurit-Malachit, Bernstein, Citrin, Saphir, Sternsaphir
Legen Sie sich täglich einen der Steine auf den Solar Plexus oder tragen Sie einen Anhänger auf gleicher Stelle.

SPEISERÖHRE – Diamant, Lapislazuli
Tragen Sie einen der Steine als Anhänger oder legen Sie sich einen der Steine auf das Kehlkopf-Chakra.

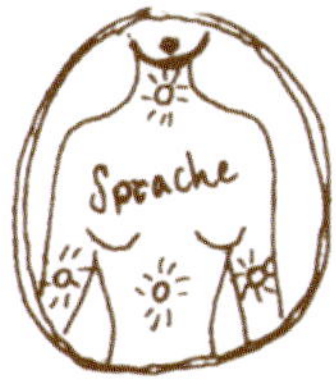

SPRACHSCHWIERIGKEITEN – Chalcedon
Legen Sie sich einen Chalcedon auf den Hals, auf die Oberarme und einen auf das Sonnengeflecht.

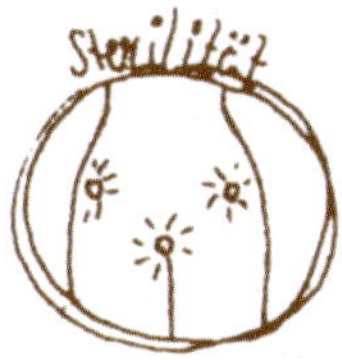

STERILITÄT – durch Strahlenschäden
Legen Sie sich ein Dreieck aus Boulder-Opalen auf den Unterleib, von den obersten Leisten bis zum Wurzelchakra.

STIRN – Azurit, Azurit-Malachit, Saphir
Entspannen Sie mit einem der Steine auf der Stirn 10 Minuten.

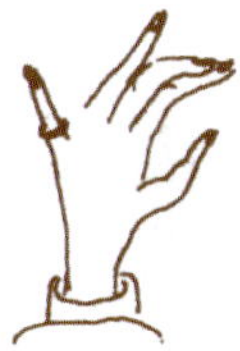

STIRNHÖHLE – Moosachat
Tragen Sie einen Ring aus Moosachat am kleinen Finger. Oder massieren Sie den Massagepunkt Dü 2 am Fingeransatz mit dem Stein.

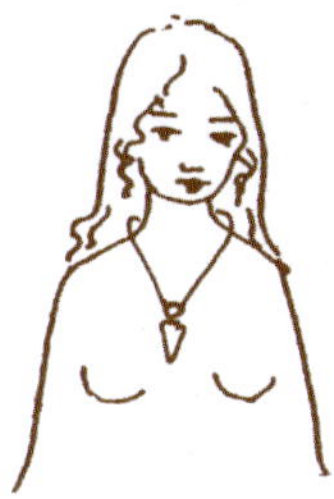

STOFFWECHSEL – Aquamarin, Azurit, Amethyst, Versteinertes Holz, Citrin, Feuerachat, Feueropal, Gold, Granat, Jade, Koralle, Lapislazuli, Morganit, Boulder-Opal, Rhyolith, Rubin, Saphir, Sardonyx, Sodalith, blauer Turmalin, Wassermelonenturmalin
Tragen Sie abwechselnd mehrere Steine als Anhänger. Oder legen Sie sich in ein Sechseck aus Bergkristallen und auf jede entstehende Kreuzung der Kraftlinien einen der o. g. Steine.

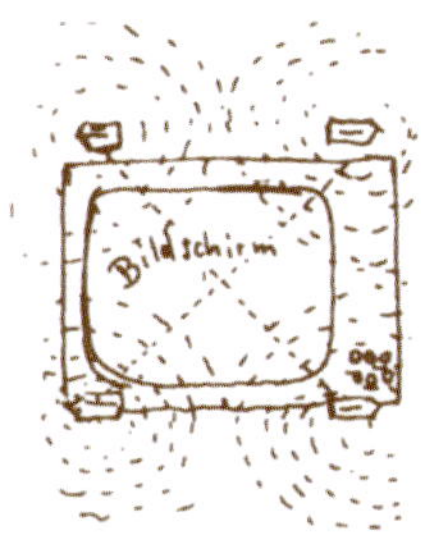

STRAHLENSCHÄDEN – Charoit, Malachit, schwarzer Turmalin
Tragen Sie einen Anhänger oder legen Sie sich in ein 6er oder 12er Energiefeld aus o. g. Steinen.
Computerstrahlen: Bildschirmentstörung: Legen Sie ein Energiefeld aus Rosenquarzen um den Bildschirm. Es entsteht durch die Verbindung entstehender Kraftlinien zwischen den Steinen eine Ätherpyramide. Von dieser aus entsteht, ähnlich wie bei Molekülen eine Zellaneinanderreihung aus lauter Doppelpyramiden, die die Strahlen neutralisieren.

STRESS – Lepidolith
Legen Sie sich in ein Sechs- oder Zwölfeck aus Bergkristallen oder Lepidolith und einen Lepidolith auf die Stirn. Oder legen Sie sich einen der Steine auf die Stirn zwischen die Augenbrauen und je einen auf Ma 42, in die Kuhle auf Ihrem Rist und einen oder drei auf das Chakra, in dessen Region sich der Streß bemerkbar macht.

SÜCHTE – Amethyst, Phantomquarz, Rubin, Kunzit, Onyx, weißer Achat
Legen Sie sich drei der o. g. Steine um den Kopf. Amethyst, Kunzit, weißer Achat und Topas können Sie auch nachts unter das Kopfkissen legen. Stärken Sie ihr Sonnengeflecht nach nebenstehendem Muster und legen sich zusätzlich einen der Steine auf die Stirn.

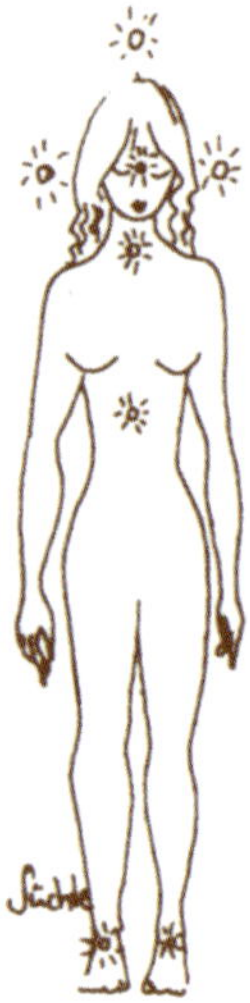

SYNAPSEN – Amazonit, Diamant, Graphit
Tragen Sie einen Anhänger über dem Sonnengeflecht. Oder legen Sie sich täglich einen Diamanten und einen Amazonit auf das Sonnengeflecht und je ein Turmalinstäbchen beidseitig von der Milz zur Mitte zeigend.

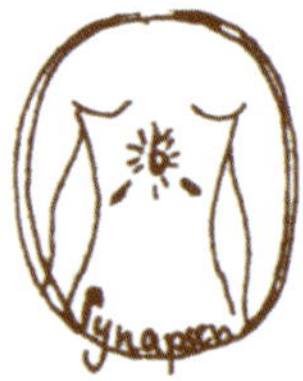

TAUBHEIT DES GEHÖRS – Ametrin
Lassen Sie sich den gesamten Kopf massieren und die Unterarme, und währenddessen stecken Sie sich je einen Ametrin zwischen kleinen und zweiten Zeh.

TBC – Gold, Magnesit, Schwefel, Turmalin
Legen Sie sich ein Goldstück auf die Thymusdrüse und ein Kreuz aus grünen Turmalinstäbchen um diesen Punkt, zusätzlich einen Magnesit auf den Hals. Oder tragen Sie ein Amulett aus Wassermelonenturmalin, mit dem rosa Teil nach oben, den grünen nach unten zeigend. Oder massieren Sie mit einem der o. g. Steine den Unterarm mit Massagepunkt Di 8.

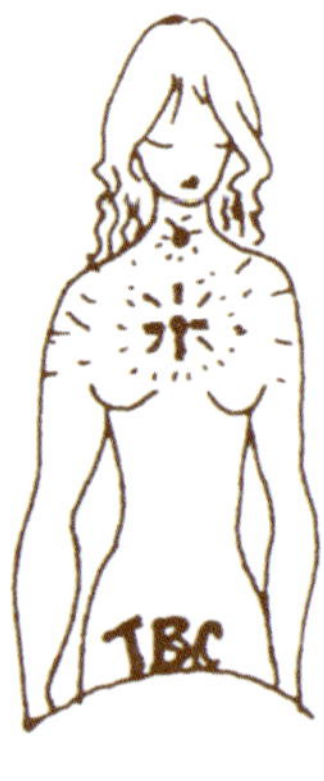

THYMUSDRÜSE – Azurit-Malachit, Amethyst, Aquamarin, Aventurin, Jade, Lapis, Landschaftsjaspis, gelber Jaspis, Jade, Gold, Koralle, Opal, Platin, Rauchquarz, Rubin, Smaragd, Sodalith, grüner Turmalin
Legen Sie einen der Steine täglich 10 Minuten auf die Thymusdrüse. Bei starker Abwehrschwäche bilden Sie aus den Steinen eine Kreuzform nach der modernen Form des Kreuzes von Franz von Asissi.

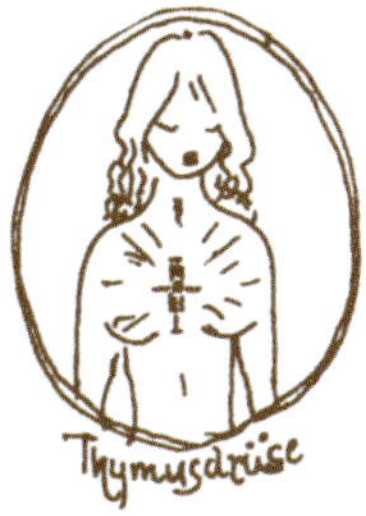

TODESSEHNSUCHT – Onyx, Citrin
Legen Sie sich einen Onyx auf das Sakralzentrum und je einen Citrin auf jedes Schlüsselbein, Massagepunkt Ni 17/25.

TUMORE – Heliotrop, Herkimer, Magnetit
Massieren Sie sich täglich mit einem der Steine rund um die Brustspitzen, und lassen Sie ihn anschließend zehn Minuten in der Mitte beider Brustspitzen liegen. Achten Sie auf die Gedanken, die Ihnen während dieser zehn Minuten durch den Kopf gehen.

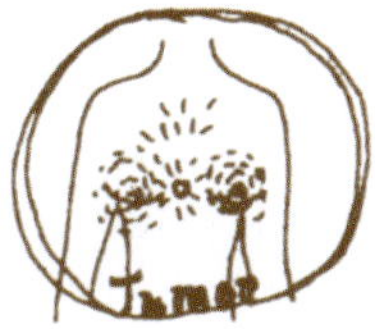

TYPHUS – Kupfer
Tragen Sie zum Schutz ein Kupferarmband, wenn Sie in gefährdete Gebiete fahren.

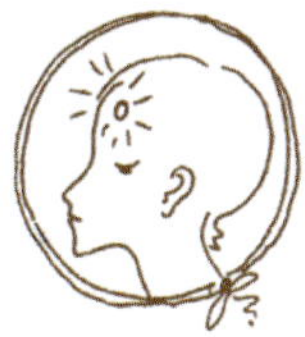

ÜBELKEIT – Kunzit
Massieren sie sich den Haaransatz mit dem Stein und legen Sie ihn anschließend auf den Magen. Massagepunkt Ga 14.

ÜBERGEWICHT – Gallium, Gipskristalle (Selenit, Marienglas), Graphit, Koralle, Rubin, Selenit
Legen Sie sich einen Rubin auf das Sonnengeflecht und drei Selenite um diesen Rubin.

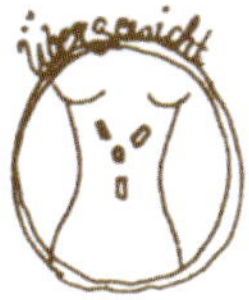

ÜBERSÄUERUNG – Amethyst
Massieren Sie den Punkt Ni 17 am großen Zeh. Legen sie sich anschließend ein Dreieck aus Amethysten auf den Bauch und zur Entspannung je einen auf die zweite Rippe und einen unter den Bauchnabel. Massagepunkte Mi 1 und 16.

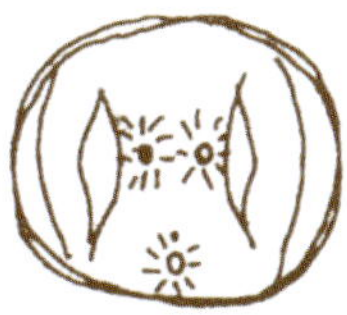

UNFRUCHTBARKEIT – Zoisit mit Rubin

Massieren Sie sich täglich die Innenseiten der Schenkel mit dem Stein und legen Sie ihn anschließend zwischen die Beine. Dort können Sie ihn auch über Nacht liegen lassen. Massagepunkt Le 11

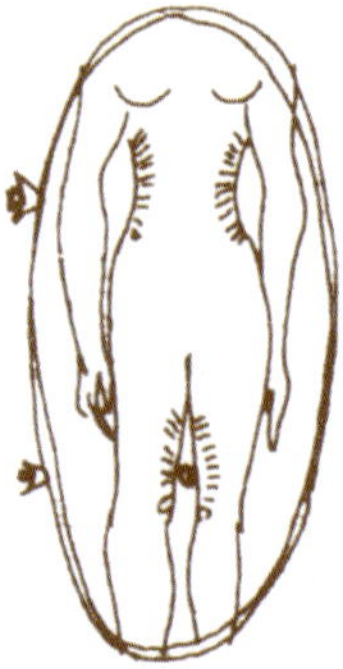

UNGEDULD – Aventurin, Peridot

Massieren Sie sich oberhalb des Bauchnabels mit einem der Steine.

URIN, dunkelfarbig – Jaspis, Bernstein, Rutilquarz

Massieren Sie sich die Taille rechts und links mit einem der Steine täglich. Massagepunkt Ga 25.

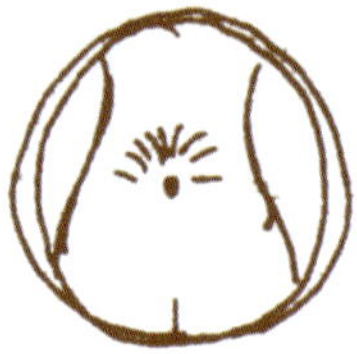

VEGETATIVES NERVENSYSTEM – Citrin, Charoit, Rhyolith, Rhodochrosith, Wasseropal (Girasol)

Legen Sie sich einen Wasseropal auf die Stirn zwischen die Augenbrauen, einen Charoit auf das Halschakra, einen Rhodochrosit auf das Herz, den Rhyolith auf das Sonnengeflecht, den Citrin auf den Bauchnabel. Hauptnervenzentren sind Stirn und Sonnengeflecht.

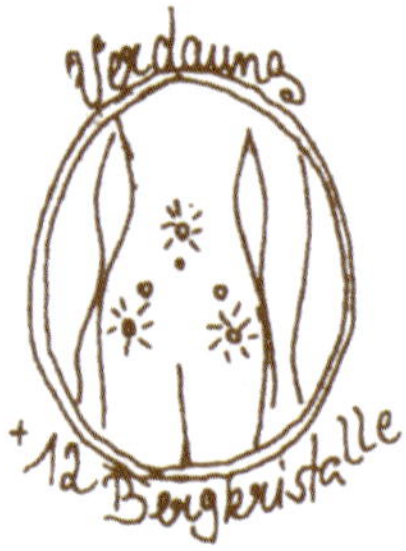

VENEN – Karneol

Massieren Sie sanft die Venen mit dem Karneol, und tragen Sie einen Handstein mit sich.

VERDAUUNG – Achate, Bergkristall, Citrin, Chrysolith, Chrysokoll, Gold, Jaspis, Kunzit, Kupfer, Koralle, Malachit, Magnesit, Obsidian, Perle, Pyrit, Rubin, Saphir, Silber, Smaragd

Legen Sie sich in ein Sechs- oder Zwölfeck aus Bergkristallen und drei der o.g. Steine auf Ihren Bauch. Tragen Sie ein Armband oder Armreif aus o.g. Steinen. Massagepunkte Di 8, HB 8, Mi 2/5/7/13, Ni 14.

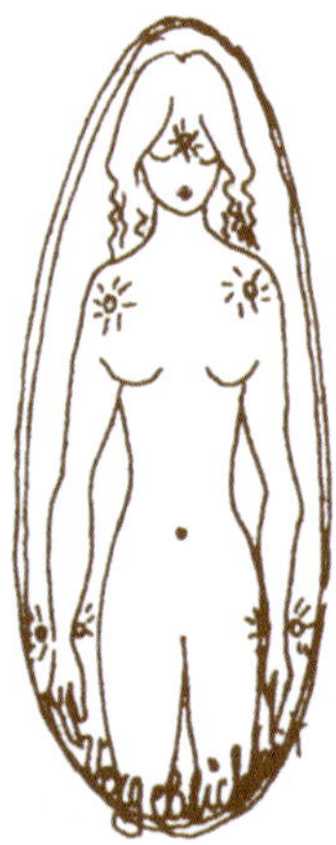

VERGESSLICHKEIT – Saphir

Tragen Sie einen Saphir am kleinen Finger. Oder legen Sie sich je einen Saphir kurz über das Handgelenk, auf die Achseln und auf die Stirn. Massagepunkte He 3/7.

VERKALKUNG – Chrysokoll, Feueropal

Legen sie sich ein Sechseck aus Bergkristallen und auf jede Kreuzung der entstehenden Kraftlinien zwischen den Kristallen einen Chrysokoll.

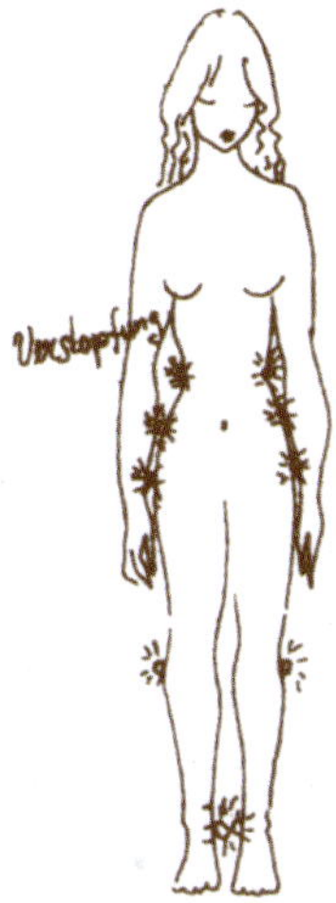

VERSTOPFUNG – Jaspis, Koralle, Magnesit, Platin, Schwefel, Smaragd

Legen Sie sich täglich in ein Sechs- oder Zwölfeck aus Bergkristallen und zusätzlich zu allen Bergkristallen unterhalb der Taille einen der o.g. Steine. Droht Ihnen Verstopfung auf einer Reise, beugen Sie vor, indem sie ein Glas Wasser mit je einem Jaspis, Koralle und Magnesit aufladen und dieses täglich fünf Tage vor Beginn der Reise trinken. Oder massieren Sie den gesamten Fuß mit einem der Steine.

VIREN – Chrysolith, Fluorit, Moosachat, Obsidian, Tigerauge, Smaragd

Bereiten Sie sich ein Edelsteinwasser aus Smaragd. Oder legen Sie sich einen Chrysolith unter die Zunge. Oder legen Sie sich aus Fluoriten ein viereckiges Legemuster: einen über den Kopf, einen zwischen die Schenkel und je einen rechts und links neben die Taille.

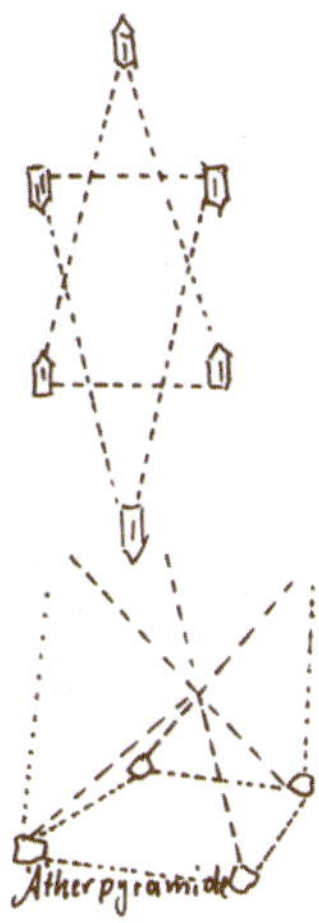

VITALITÄT – Amethyst, Azurit, Blauquarz, Bergkristall, Bronze, Citrin, Diamant, Elfenbein, Jade, grünroter Jaspis, Heliotrop, Koralle, Magnetit, Perle, Lapislazuli, Sodalith, Rubin, Türkis

Legen sie sich täglich in ein Sechseck aus Bergkristallen und nehmen Sie tagsüber einen der o.g. Steine als Talisman-Handstein mit sich.

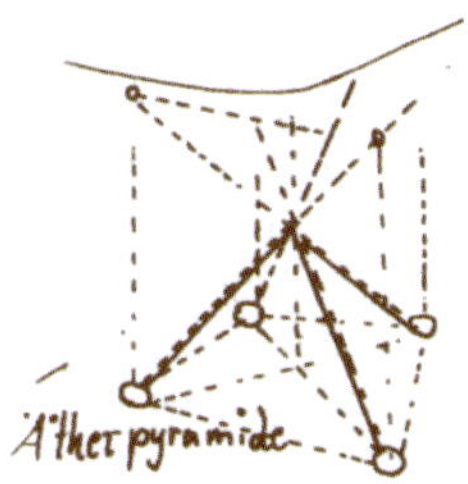

WASSERADERN – Apatit, Jaspis, Magnesit, Malachit, Topas, schwarzer Turmalin

Um die Belastung aus Ihrem Körper zu entlassen, legen sie sich in ein Sechs- oder Zwölfeck aus schwarzen Turmalinen oder Malachit. Oder legen sie sich Steine einer Sorte als Viereck auf den Körper, vom Hals zum Wurzelchakra und je einen neben die Taille. Sie können vorübergehend Ihren Raum, Ihr Bett oder Ihren Arbeitsplatz entstören mit einem Energiefeld aus vier, sechs oder acht Bergkristallen, Rosenquarzbrocken oder Jadestücken. Die

Größe hängt ab von der Größe des Raumes und Ihrer Empfindsamkeit. Doch die Wirkung dieser Entstörmaßnahme hält nicht lange an – vielleicht 2 Monate.

WETTERFÜHLIGKEIT – Chrysolith, Onyx, weißer Achat mit Rubin
Tragen Sie aus einem der Steine ein Amulett.

WIRBELSÄULE – Aventurin, Aragonit, Serpentin, Topas
Lassen Sie sich die gesamte Wirbelsäule massieren und legen Sie anschließend den Stein unter das Steißbein. Oder legen Sie sich zur Entspannung folgende Steine unter die schmerzende Stelle: einen inneren Kreis aus Serpentinen, einen äußeren Kreis aus Aragonit, der Serpentin entspannt, der Aragonit nimmt Schmerzen. Auch das in Teil 1 unter Chi-Schwäche beschriebene Energiefeld aus Aventurin ist sinnvoll, weil Rückenschmerzen immer nur ein Symptom innerer Fehlfunktionen oder die Folge von Verspannungen sind. Der Aventurin als Energiefeld entspannt die Muskulatur und die Mitte und stärkt somit die Wirbelsäule. Als Therapie empfehle ich:

Segmentzonenmassage mit einem Turmalin wie in Teil 1 beschrieben.

Legen Sie sich anschließend in ein Energiefeld aus Aventurinen.

Nach ca. fünf Tagen können Sie zusätzlich die Wirbelsäulenakupunktur machen.

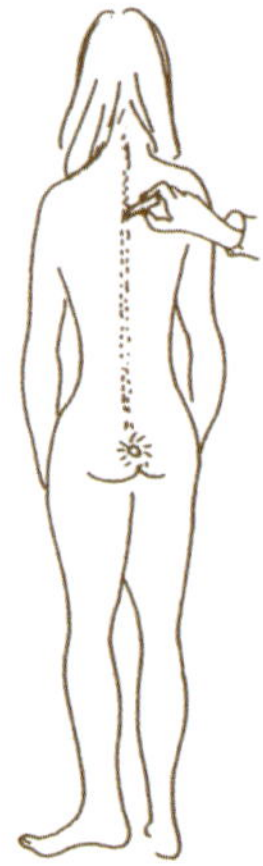

WÜRMER – Magnesit
Bereiten Sie sich ein Edelsteinwasser aus ungefärbtem, weißen Magnesit und trinken dieses täglich.

ZÄHNE – Magnesit
Massieren Sie sich die Mundpartie bis zur Mitte des Ohrs. Trinken Sie täglich ein Edelsteinwasser aus mit Magnesit angereichertem Wasser, stärken Sie Ihr Sonnengeflecht. Bei Zahnschmerzen massieren Sie sich vom Haaransatz über die Schläfe bis zum Hinterkopf im Bogen noch oben. Oder halten Sie je einen Stein auf Di 1 und je einen neben den Nasenflügel.

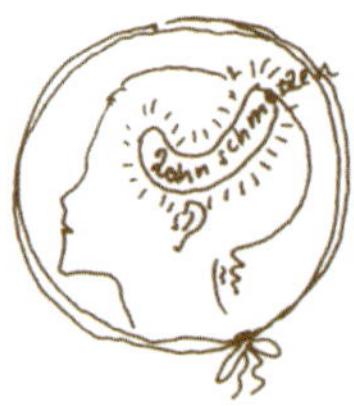

ZAHNFLEISCH – alle Achate, Koralle
Spülen Sie mit einem Edelsteinwasser aus o. g. Steinen täglich den Mundraum. Bei Zahnfleischbluten stärken Sie die Milz/Bauchspeicheldrüse.

ZECKENBISSE – Amethyst, Magnetit
Kleben Sie einen der Steine auf die betroffene Stelle.

ZEITGEFÜHL, fehlendes – Weißer Achat mit Türkis
Tragen Sie ein Amulett aus beiden Steinen.

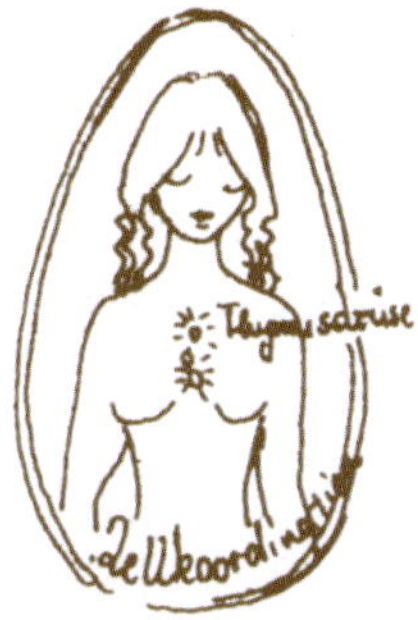

ZELLEN – abnormales Wachstum – Azurit-Malachit
Legen Sie sich einen Stein auf die Thymusdrüse und einen auf die Stirn zwischen den Augenbrauen und gehen Sie mit Ihrem Bewußtsein zu den betroffenen Stellen.

ZELLERNEUERUNG und -ELASTIZITÄT
Versuchen Sie es mit einem **Rhodolith-Granat**. **Bandachat** oder **Wasseropal** als Anhänger zwischen Herz und Thymusdrüse.

ZIELLOSIGKEIT – Saphir
Legen Sie sich einen Saphir auf die Stirn zwischen den Augenbrauen und je einen auf Ma 42.

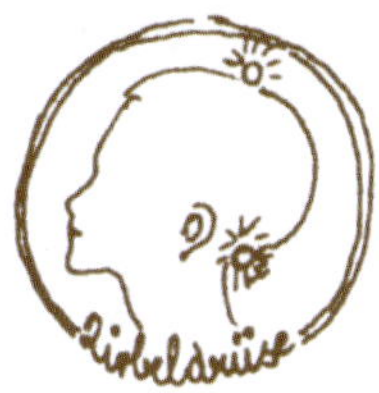

ZIRBELDRÜSE – Bandachat, Bergkristall, Diamant, Lepidolith, Malachit, Opal, Silber
Legen Sie sich einen der Steine auf den Scheitel und einen unter den obersten Halswirbel.

ZITTERN – Orangencalzit, Mokait
Tragen Sie einen der Steine als Handstein oder Armband. Sorgen Sie für Ihre Leber.

Meridiane und Akupunkturpunkte

Wandlungsphase Feuer

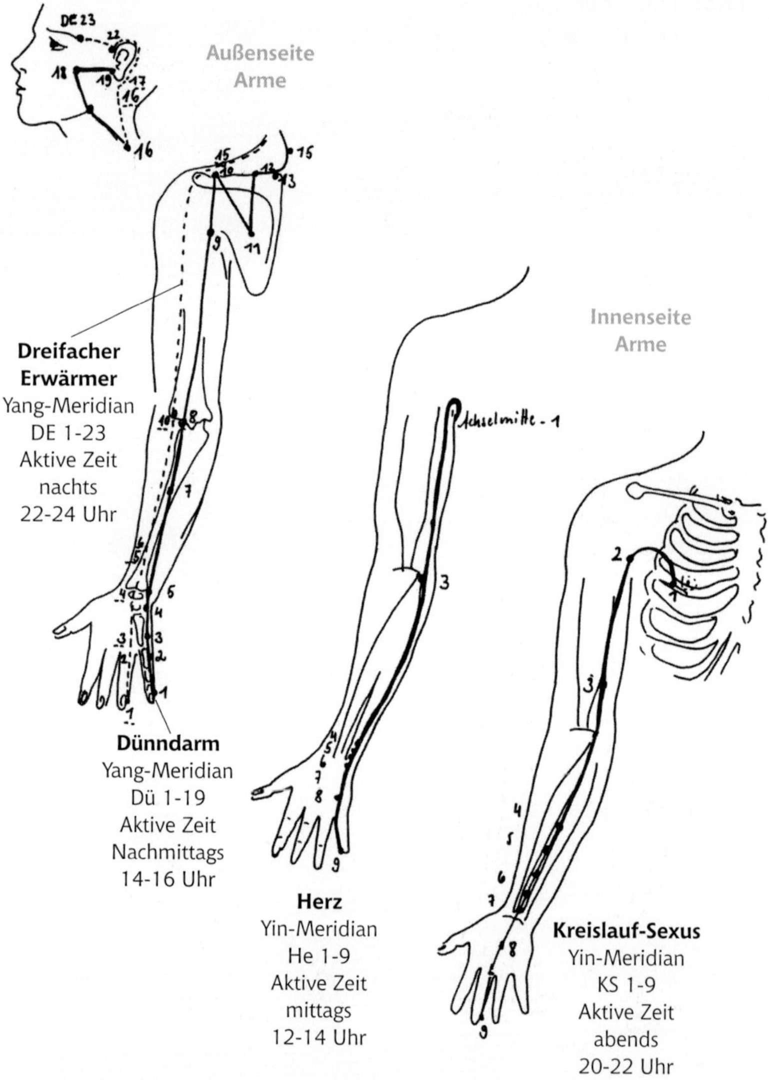

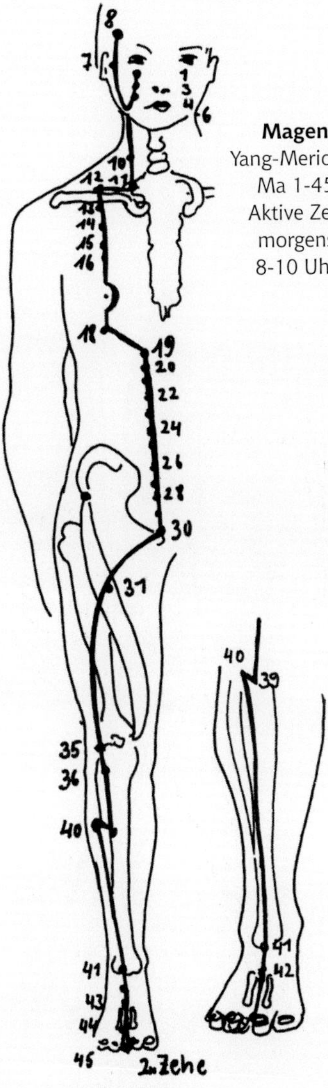

Magen
Yang-Meridian
Ma 1-45
Aktive Zeit
morgens
8-10 Uhr

Milz
Yin-Meridian
Mi 1-21
Aktive Zeit
vormittags
10-12 Uhr

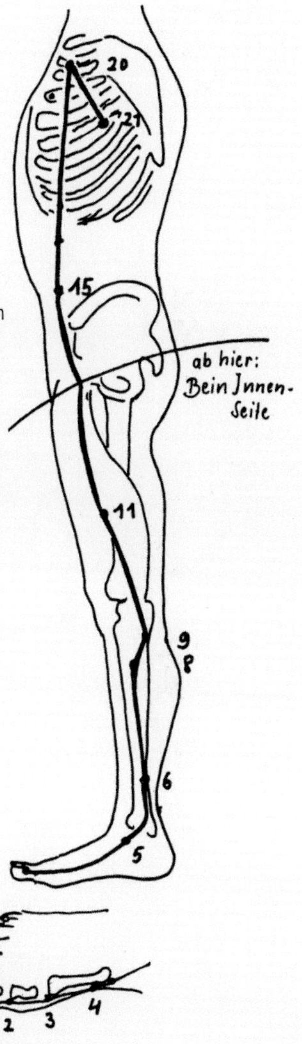

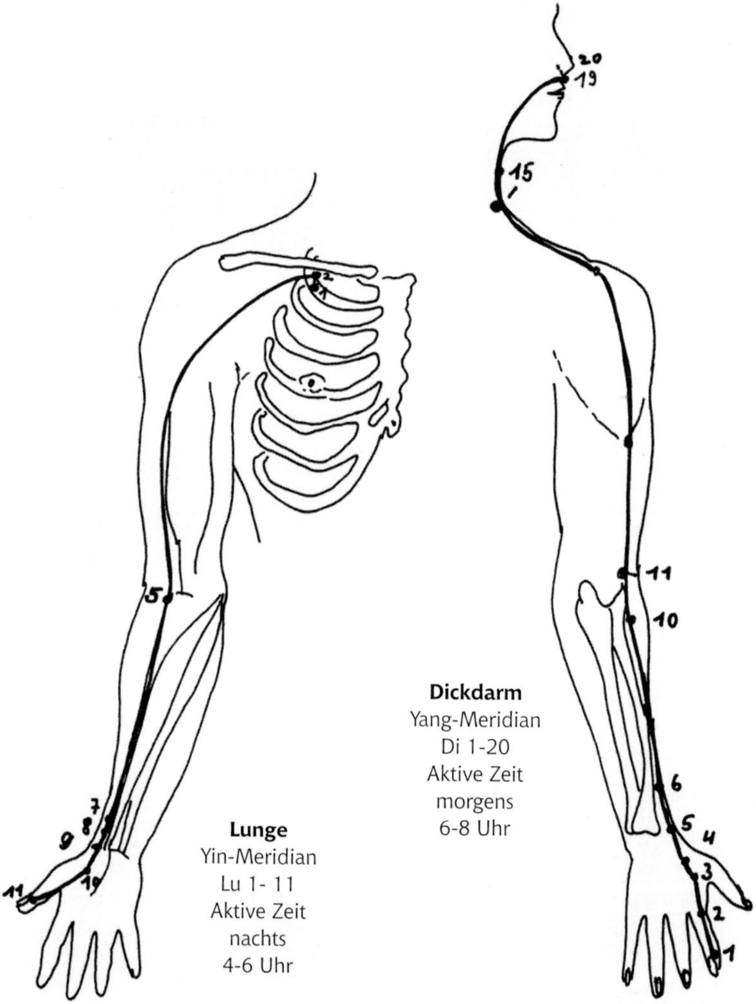

Lunge
Yin-Meridian
Lu 1- 11
Aktive Zeit
nachts
4-6 Uhr

Dickdarm
Yang-Meridian
Di 1-20
Aktive Zeit
morgens
6-8 Uhr

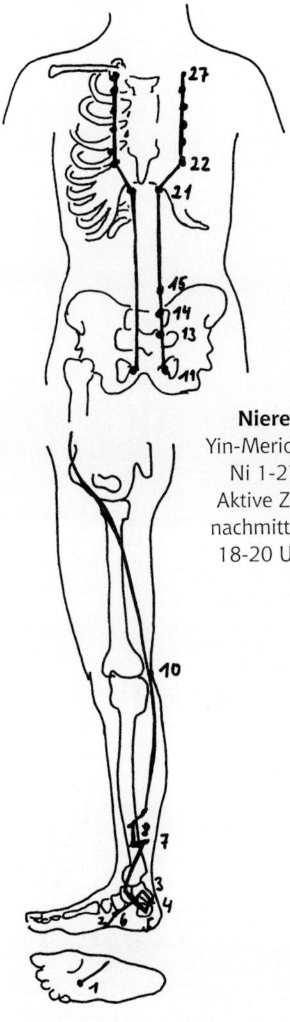

Niere
Yin-Meridian
Ni 1-27
Aktive Zeit
nachmittags
18-20 Uhr

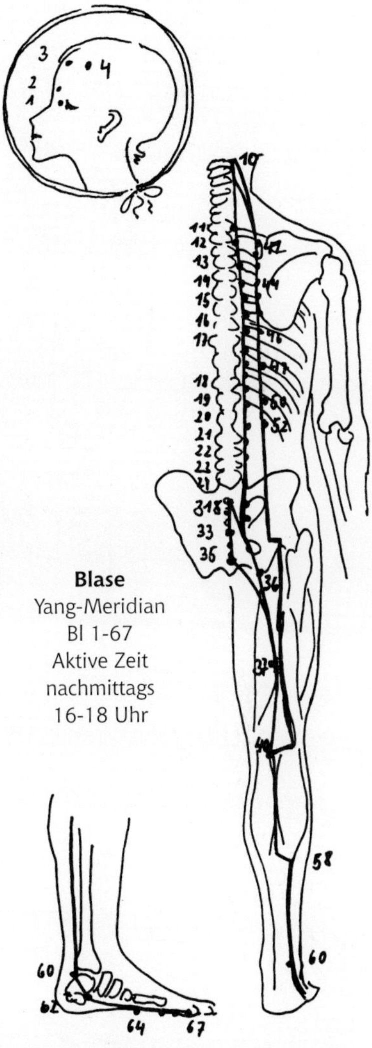

Blase
Yang-Meridian
Bl 1-67
Aktive Zeit
nachmittags
16-18 Uhr

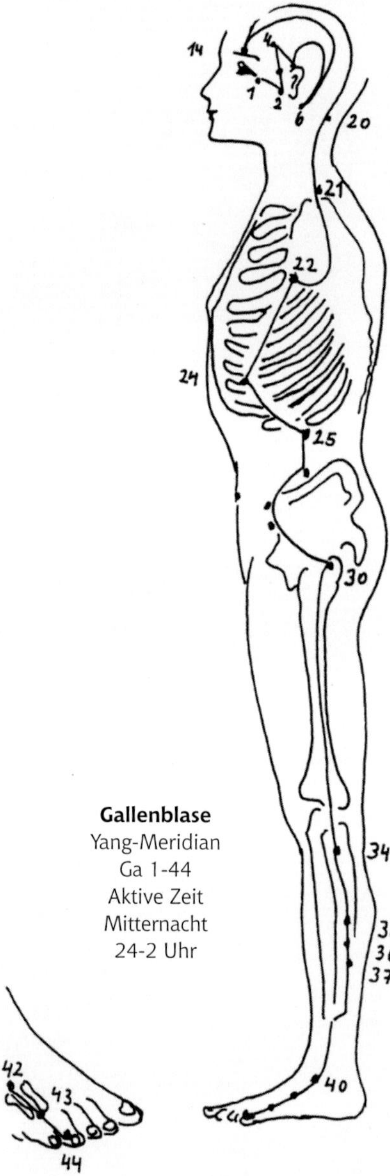

Gallenblase
Yang-Meridian
Ga 1-44
Aktive Zeit
Mitternacht
24-2 Uhr

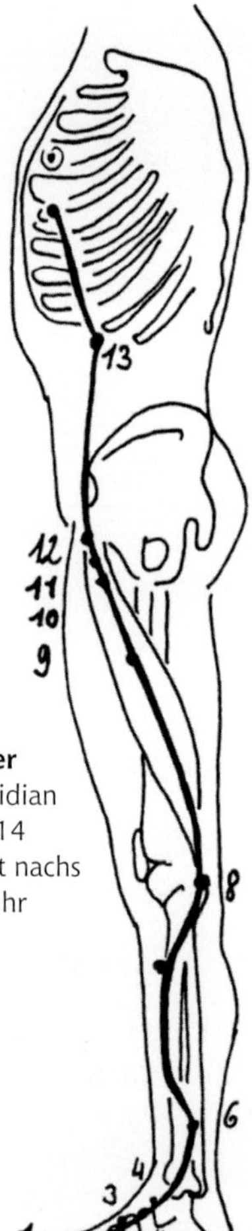

Leber
Yin-Meridian
Le 1-14
Aktive Zeit nachs
2-4 Uhr

DAS KONZEPTIONSGEFÄSS

Massagepunkte

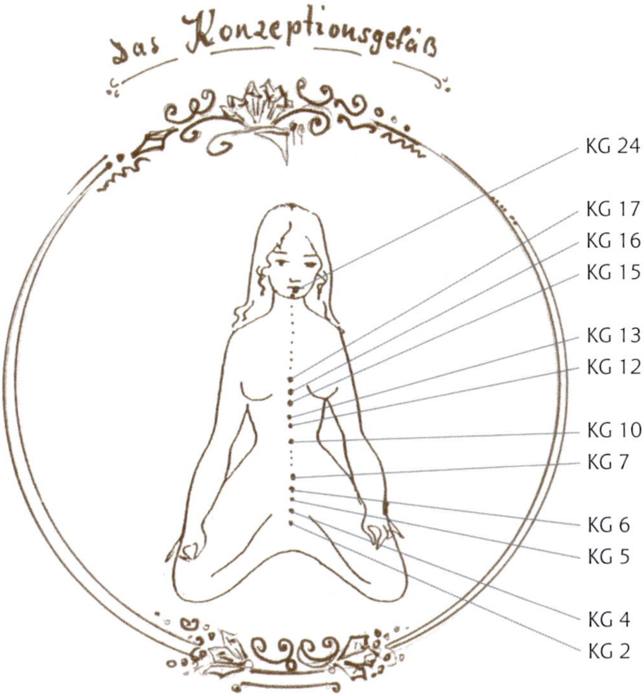

KG 24 Flüssigkeitsregelung, Daumenschwellung, Faciallähmung
KG 17 Bronchitis, Asthma, Husten
KG 16 Asthma, Magenausleerung
KG 15 Herzstechen, Schmerzen der Brustgegend, Disharmonie
KG 13 Leibschmerzen, Brechreiz
KG 12 Gastritis, Ulcus, Neurasthenie, Übelkeit
KG 10 Magenschmerzen, Dyspepsie, Enteritis
KG 7 Alpdruck, Koliken, Beschwerden Unterleib
KG 6 blutiger Urin, Neurasthenie
KG 5 Schmerzen im Unterleib, Ödeme, Impotenz
KG 4 Diarrhoe
KG 2 Impotenz, Menstruationsstörungen, Unterleibsbeschwerden

Massagepunkte 3 Minuten mit dem Stein Punkt und Umfeld massieren oder einfach nur hinhalten. Vorsicht beim Tragen von Anhängern – sie können den Punkt überstrapazieren.

STEINEREGISTER

ACHAT – feinfaseriges Quarzaggregat aus der Gruppe der Chalcedone, Farbe meist grau, graublau, beige

Heilwirkung: Augenleiden, rote Blutkörperchen, entstaut die Blase, entgiftet, Darm, Epilepsie, Erkältungen vorbeugend, Fieber, Geschwüre, Gehirn, Hirnhautentzündung, Haut, Hormone, Lunge, Milz, Mondsucht, Nieren, Nerven, Prostata, Röntgenstrahlen u. a., Tumore, Verdauung, Zahnfleisch, Wassersucht

Psyche: Depressionen, Freude, Lethargie, Mut

BOTSWANA ACHAT – Raucherentwöhnung

AMAZONIT – grünblauer Kalifeldspat, farbgebende Substanz ist Kupfer

Heilwirkung: Gehirn, Lebenskraft, Nerven, Nervenverbindungen, Schwangerschaft

Psyche: Klarheit, Einfachheit, Unkompliziertheit

AMETHYST – Lila Quarzkristall, seine Farbe erhält er durch Eisen, Mangan und Titan

Heilwirkung: allgemein stärkend, Augen, Bauchspeicheldrüse, Blutzucker, Diabetes, Drüsen, Erdstrahlen, Epilepsie, Farbenblindheit, Fettgewebe, Gehirn, Gehirnhälften, Hormone, Hypophyse, Krämpfe, Kopfschmerzen, Magengeschwüre, Mittelhirn, Nervensystem, Röntgen- u. a. Strahlen, Schwangerschaft, Schilddrüse, Sonnenbrand, Stoffwechsel, Thymusdrüse, Unterernährung, Vitalität

Psyche: Alpträume, Erinnerungsvermögen, Intuition, Liebesfähigkeit, Leidenschaft, Schlaf, Selbstachtung, Stimmungsschwankungen, Selbständigkeit, Unsicherheit, Willenskraft, mentale Klarheit und Ausgewogenheit

AQUAMARIN – Hellblaues Beryllium-Tonerdesilicat, farbgebende Substanz ist Eisen

Heilwirkung: Arme, Augen, Blutgefäße, weiße Blutkörperchen, Hände, Herz, Herzinfarkt vorbeugend, Immunsystem, Kiefer, Knochen, Leber, Magengeschwüre, Milz, Nacken, Niere, Nerven, Rachen, Stoffwechsel, Thymusdrüse, Wirbel, Zähne

Psyche: Ausdrucksfähigkeit, Ängstlichkeit, Desorientierung, Klarheit

AVENTURIN – graugrünes, körniges Quarzaggregat, farbgebende Substanz ist Chromglimmer

Heilwirkung: Allergien, Augen, Haut, Nerven- und Muskelsystem, psychosomatische Krankheiten, Thymusdrüse

Psyche: Ausgeglichenheit, Angst, Freude, Spontaneität, Stimmungsschwankungen, Unabhängigkeit

AZURIT – blaue Kupferlasur-Aggregat, Vorkommen in Oxidationszonen von Kupferlagerstätten
Heilwirkung: Immunsystem, Gelenke, Kreislauf, Knochen, Konzentration, Schlaf, zentrales Nervensystem
Psyche: Visionen, Geborgenheit

AZURIT-MALACHIT – Aggregat aus Kupferlasur und Kupfercarbonat, Vorkommen in Kupfer-Erz-Lagerstätten
Heilwirkung: Haut, Galle, Krebs vorbeugend, Leber, Magengeschwüre, Muskelsystem Stirn, Thymusdrüse, Vitalität, Wirbel
Psyche: Angst, Disziplin, Geduld, Stimmungsschwankungen, Träume

BERGKRISTALL – durchsichtiger, farbloser Quarzkristall, Kieselsäure, Siliciumdioxid
Heilwirkung: Augen, Augenstar, rote und weiße Blutkörperchen, Blutungen stillend, Darm, Drüsen, Erdstrahlen, Fettgewebe, Geschwüre, Herz, Hormonstörungen, Kreislauf, Lunge, Lymphe, Leukämie, Müdigkeit, Nervensystem, Verdauung, Vitalität, Zirbeldrüse
Psyche: Ausgeglichenheit, Ausdrucksfähigkeit, emotionale Blockaden, Empfindsamkeit, Hysterie, Sensibilität, Schutz

BERNSTEIN – gelbes bis braunes, organisches, fossiles Harz von Nadelbäumen
Heilwirkung: Asthma, Blase, Darm, elektrisierend, Entzündungen, Gehör, Gehirn, Leber, Lebenskraft, Nervensystem, Stoffwechsel, Schilddrüse, Wirbel, Vireninfektionen, Zahnen bei Babys
Psyche: Angst, Exzentrik, Entscheidungskraft, Erinnerungsvermögen, Selbstlosigkeit, Selbstmordgefahr

BERYLL – Beryllium-Tonerde-Silicat, Farbvarietäten: grün als Smaragd, hellblau als Aquamarin, hellgelbgrün als Heliodor, rosa als Morganit, golden als Goldberyll, alle Zwischenfarben sind unter Beryll bekannt.
Heilwirkung: Augen, Arterienverkalkung, Blutgefäße, Durchfall, Darmtrakt, Drüsen, Drüsenschwellung, Grippen, Herzkranzgefäße, Kiefer, Krebs vorbeugend, Leber, schmerzhafte Menses, Schwangerschaft, Schluckauf
Psyche: Angst, Beruhigung, Empfänglichkeit, Ekzeme, Faulheit, Intelligenz, Klarheit, Schutz, Streitsucht

BLAUQUARZ – hellblaues Quarzaggregat, durchscheinend bis undurchsichtig
Heilwirkung: Erdstrahlen, Entgiftung, Immunsystem, Herz, Krebs vorbeugend, Langlebigkeit, Lunge, parasympathisches Nervensystem, Röntgenstrahlen, Vitalität
Psyche: Ausdrucksfähigkeit, Depression, Tatenlosigkeit

CHALZEDON – graues, hell- bis taubenblaues feinfaseriges Quarzaggregat, streifige Lagen

Heilwirkung: Augen, Arterienverkalkung, rote Blutkörperchen, Fieber, Gallensteine, Haut, Herz, Kreislauf, Knochenmark, Lunge, Leukämie, Migräne, Milz, Milchbildung, Schwangerschaft, Selbstheilungszentrum

Psyche: Alpträume, Ausdrucksvermögen, Depressionen, Erregbarkeit, Freude, Gutwilligkeit, Negativität, Willensstärke, Stein der Redner

CHAROIT – violetter Stein aus Rußland

Heilwirkung: Abwehrsystem stärkend, Herz, Krebs, Schultergelenke, Schlafstörungen, Prostata

Psyche: Denkvermögen, Intuition, Klarheit

CHIASTOLITH – stengelige grauweiße Varietät des Andalusit – Alumosilicat

Heilwirkung: Bewegungszentrum, Erschöpfung, Gelenke, Haut- und Bindegewebe, Knochen, Solarplexus

Psyche: Friede, Verfolgungswahn

CHRYSOKOLL – grünblaues Kupfersilicat, Kieselmalachit aus Spaltfüllungen von Kupfer-Erzen

Heilwirkung: Arthritis, Geschwüre, Hämoglobin, Herz, beruhigt den Kreislauf, Lunge, Rückenmark, Rheuma, Rachen, Steißbein, Stoffwechsel, Schilddrüse, Verkalkung, Verdauung

Psyche: Ängstlichkeit, Anspannungen, Reife, Unbewußtes klärend, Schuldgefühle, Stimmungsschwankungen

CHRYSOPRAS – apfelgrüner Chalcedon, farbgebende Substanz ist Nickelsilicat

Heilwirkung: Augen, Epilepsie, Eileiter, Fettgewebe, Fruchtbarkeit, Gicht, Hoden, Prostata, Sexorgane, Zahnfleisch

Psyche: Alpträume, Behutsamkeit, Empfindsamkeit, Gier, Hysterie, Klarheit, Rückerinnerungen, Selbstsucht, Sexprobleme, Sorglosigkeit, Wendigkeit, Schutzstein, wirkt gegen Fremdeinwirkungen jeder Art bis zu Besessenheit und schwarzer Magie

CITRIN – gelb, grüngelb bis goldbrauner Quarzkristall, farbgebende Substanz ist Eisen.

Heilwirkung: allgemein stärkend, Brand, Bauchtrakt, Diabetes, Drüsen, Darm, Blinddarm, entgiftend, Immunsystem, Herz, Kreislauf, Leber, Muskelsystem, Nieren, Verdauung, Stoffwechsel, Vitalität

Psyche: Ausgewogenheit, Klarheit, Selbstmordgefahr, Selbstzerstörung, Selbstvertrauen, Stimmungsschwankungen

DIAMANT – farbloser, gelblich, hellorange, bräunlich bis schwarzer, reiner Kohlenstoff aus alten Vulkanschloten

Heilwirkung: Augen, Blutvergiftung, Blutplasma, Epilepsie, Entgiftung, Endorphine, Gehirn, Gehirnhälften, Gicht, Gelbsucht, Hypophyse, Kreislauf, Kiefer, Muskelsystem, Nerven, Nervenverbindungen, Nacken entspannend, Schädel, Syphilis, Sexorgane, Schultern, Süchte, Vitalität, Zirbeldrüse

Psyche: Angst, Ausgewogenheit, Eifersucht, Sexprobleme, Selbständigkeit, Selbstachtung, Unsicherheit

DOLOMIT – weißer, gelblich bis bräunlicher Bitterspat, Calcium, Mangesium-Carbonat

Heilwirkung: Bauchspeicheldrüse, Drüsen, Hormone, Herz, Haut, Langlebigkeit, Lebenskraft, Milz, Verhärtungen

Psyche: Apathie, Aggressivität, Passivität, Sensibilität

FEUEROPAL – braunrote, amorphe Masse aus Kieselsäure und Wasser, Fundort Mexiko

Heilwirkung: Augen, Blutkörperchen, Kreislauf, Leukämie,

Psyche: Apathie, Depressionen, Halluzinationen, Intuition, Klarheit, Schutz, Stimmungsschwankungen

FEUERSTEIN – graues, beiges bis schwarzes feinkörniges Quarzaggregat der Chalcedonfamilie

Heilwirkung: allgemein stärkend, Anorexie, Bulimie, Hormone, Nieren, Nerven

Psyche: Alpträume, Beziehungsprobleme

FLUORIT – weiß, hellblau, grün, gelb, violetter, oktaederförmiger Flußspat, Calciumfluorit

Heilwirkung: Arthritis, Entzündungen, Grippe, Krebs vorbeugend, Lebenskraft, Lunge, Leber, Mongolismus, Ohren, Schleimhaut, Skelett, Vireninfektionen

Psyche: Ängste, sexuelle Probleme

GRANAT – rotes Zirkoniumsilicat, durchsichtig bis undurchsichtig

Heilwirkung: Anämie, Blutplasma, weiße Blutkörperchen, Entzündungen, Geschlechtskrankheiten, Hämoglobin, Herz, Haut, Hitze, Kopfschmerzen, Leber, Niere, Schilddrüse, Sexprobleme, Stoffwechsel, Skelett, Syphilis

Psyche: Alpträume, Ärger, Depressionen, Phantasie, sexuelle Konflikte, Selbstachtung, Selbstlosigkeit, Psychosomatische Krankheiten, Zentrieren

GROSSULAR – grün bis gelbgrünliche Varietät des Granats

Heilwirkung: allgemein stärkend, Haut, Leber, Skelett

Psyche: Alpträume, Depressionen, Erdung, Einbildungsvermögen, psychosomatische Krankheiten, Selbstachtung, Stimmungsschwankungen, Willenskraft

HÄMATIT – metallisch, schwarzes Eisenoxid, leicht zu verwechseln mit Magnetit, dem magnetischen Eisenoxid. Hämatit wird auch Blutstein genannt, da er wegen seines Eisengehaltes das Schleifwasser rot färbt.

Heilwirkung: allgemein stärkend, Augen, rote und weiße Blutkörperchen, Entzündungen, Kreislauf, Kleinhirn, Lunge, Leber, Milz, Nieren, Verbrennungen

Psyche: Hysterie, Selbstsucht

HELIOTROP – auch Blutjaspis genannt – feines Quarzfaseraggregat, eine Varietät des Chalcedons, dunkelgrün mit roten Punkten

Heilwirkung: Blut, Blase, Hämorrhoiden, Kreislauf, Konzentration, Magen, Milz, Tumore, Zellregeneration

Psyche: Ausgeglichenheit, Mut, Ruhelosigkeit, Vitalität

HERKIMER KRISTALL – farbloser, klarer, doppelendiger Bergkristall

Heilwirkung: Akupunktur, Entgiftung, Erdstrahlen, Röntgen- u.a. Strahlen, Krebs vorbeugend, Muskelsystem, Tumore, Vitalität

Psyche: Angst, Rückerinnerungen, Persönlichkeit, Selbstlosigkeit

JADE – grün bis schwarzes Calcium-Magnesium-Silicat, farbgebende Substanz ist Eisen und Chrom

Heilwirkung: Augen, Fruchtbarkeit, Grippe, Herz, Halswirbel, Immunsystem, Kreislauf, Kehlkopf, Leber, Langlebigkeit, Menses, Milz, Neuralgie, Nieren, parasympathisches Nervensystem, Stoffwechsel, Schilddrüse, Schwangerschaft, Thymusdrüse, Vitalität

Psyche: Ausgeglichenheit, Ausdrucksfähigkeit, Gelassenheit, Liebesfähigkeit, Mut, Persönlichkeit, Rückererinnerungen, Selbstlosigkeit

JASPIS – verschiedenfarbiges, feinkörniges Quarzaggregat, Hornstein – *Varietäten:*

Rotbunt gemusterter Jaspis – *Heilwirkung:* Blase, Gallenblase, Geschwüre, Hormone, Immunsystem Leber, Parasympatisches Nervensystem, Verdauung, Vitalität

Psyche: Verständnis, Sensitivität

Grüner Jaspis – *Heilwirkung:* allgemein stärkend, Blase, Erdstrahlen, Röntgen- u.a. Strahlen, Gallenblase, Geruchssinn, Haut, Lebenskraft, Leber, Lunge, Muskelsystem, Verstopfung, Selbstheilungszentrum, Vitalität

Psyche: Angst, Sensitivität, Verständnis

Gelber Jaspis – *Heilwirkung:* Blase, Gallenblase, Geschwüre, Geruchssinn, Hormone, Leber, Parasympatikus, Verstopfung

Psyche: Verständnis, Sensibilität

Beigebrauner Landschaftsjaspis – *Heilwirkung:* Allergien, Blase, Gallenblase, Geruchssinn, Geschwüre, Haut, Immunsystem, Lebenskraft, Nieren, Nerven, Progerie

Psyche: Angst, Halluzinationen, Sensitivität, Träume, Verständnis, Unbewußtheit

KARNEOL – orange bis rotes Quarzaggregat der Chalcedonfamilie
Heilwirkung: allgemein stärkend, Adern, Augen, Blutvergiftung, Blutgefäße, Darm-Geschwüre, Haut, Lunge, schmerzende Menses, Milz, Nasenbluten, Nieren, Röntgen- u. a. Strahlen, Rheuma, Sexorgane, Parodontose, Unterernährung, Verdauung, Verbrennungen, Zahnfleischbluten
Psyche: Lebensfreude, Erdung

KUNZIT – rosa, lila durchsichtiges, pastellfarbenes Lithium-Tonerde-Silicat, farbgebende Substanz ist Mangan.
Heilwirkung: allgemein stärkend, Anorexie, Arthritis, Alkoholismus, Augen, Darm, Gicht, Gehör, Herzkranzgefäße, Herz, Hormone, Kreislauf, Krämpfe, Kiefer, Kopfschmerzen, Lebenskraft, Nackensteife, Nerven, Schwindelgefühle, Schilddrüse, Skelett, Schultern, Schmerzen, Übelkeit, Verdauung
Psyche: Ängste, Entwicklung, Ausgeglichenheit, Erinnerungsvermögen, Leidenschaft, manische Depression, Reizbarkeit, Schizophrenie

LABRADORIT – graublau, Schillernder Feldspat, Einlagerungen von Mondstein
Heilwirkung: Selbstheilungszentrum, Muskelsystem
Psyche: aktiviert die Heilkräfte der Handchakren, Ausdrucksvermögen, Neid, Rückerinnerungen, Kindheitsmißhandlungen, Stimmungsschwankungen, Schutzstein

LAPISLAZULI – strahlend blaues Aggregat aus verschiedenen Mineralien der Sodalithgruppe, farbgebende Substanz ist Lasurit, Calzit und Pyriteinlagerungen
Heilwirkung: Augen, Allergien, hoher Blutdruck, Bluterguß, Bronchien, Entzündungen, Drüsen Erdstrahlen, Entgiftung, Fieber, Hautkrankheiten, Insektenstiche, Kreislauf, Krebs vorbeugend, Krämpfe, Kehlkopf, Kopfschmerzen, Lunge, Lymphe, Mandelentzündung, Milz, Menses, Nerven, Rachen, parasympathisches Nervensystem, Schilddrüse, Skelett, Speiseröhre, Thymusdrüse, Vitalität, Wirbel, Zellteilung
Psyche: Angst, Depressionen, Disziplin, Schüchternheit, Selbständigkeit, spirituelles Wachstum, Verdrängungen

LEPIDOLITH – rötlich bis violetter Lithiumglimmer, undurchsichtig, Glimmerglanz
Heilwirkung: Haut und Bindegewebe, DNS, Mastdarm, Rückenmuskulatur, Schlaf, Zentrales Nervensystem
Psyche: Ärger, Angst, Hyperaktivität, Gefühlsschwankungen, Mut, Vergeßlichkeit

MAGNESIT – gelblich, weißes Magnesiumcarbonat, handelsüblich türkis gefärbte Knollen behalten ihre Heilwirkung.
Heilwirkung: Atmungsorgane, Alkoholismus, Blase, Cholesterin, Darm, Entgiftung aller Umweltgifte, Gallensteine, Gleichgewichtsstörungen, Herz, Koliken, Krampfadern,

Kreislauf, Krebs vorbeugend, Körpergeruch, Lunge, Leber, Menses, Magengeschwüre, Nase, Nerven, Niere, Prostata, Reflexsteigerung, Schwäche, Schwangerschaft, Schilddrüse, Stirnhöhle, TBC, Verstopfung, Uterus, Zähne

Psyche: Angst, Ausdrucksvermögen, Ausgeglichenheit, Depressionen, Erregbarkeit, Überempfindlichkeit, Nervenanspannung

MAGNETIT – metallisch, schwarzes Eisenoxid, im Gegensatz zu Hämatit magnetisch

Heilwirkung: allgemein stärkend, Bauchspeicheldrüse, Blutzucker, Diabetes, Entgiftung, Gelenke, Gehirnflüssigkeit, Haut, Hormone, Hormondrüsen, Hexenschuß, Krämpfe, Krebs vorbeugend, Kopfschmerzen, Kreislauf, Nerven, Nacken, Rheuma, Röntgenstrahlen, Schwindelgefühle, Skelett, Schmerzen, Schlaf, Tumore, Wirbel

Psyche: Anziehungskraft, Selbstlosigkeit

MALACHIT – sattgrünes Kupfercarbonat, Oxidationsschicht kupferführender Erzlager, pseudomorphose Azurit-Malachit, empfindlich gegen Wasser, Säure und Hitze

Heilwirkung: allgemein stärkend, Asthma, Augenstar, Augen, rote Blutkörperchen, Bauchspeicheldrüse, Drüsen, Entgiftung, Fruchtbarkeit, Geschwüre, Gehirnhälften, Herz, Infektion, Kreislauf, Kinderkrankheiten, Krämpfe, Kreislauf, Krebs vorbeugend, Leukämie, Milchbildung, Magengeschwüre, Nervensystem, Ohnmachtsanfälle, Pilze, Röntgen- u.a. Strahlen, Rachen, Rheuma, Strahlenschäden, Schwindelgefühle, Star, Selbstheilungszentrum, Schmerzen, Unterernährung, Verdauung, Zirbeldrüse

Psyche: Ausdrucksfähigkeit, Ausgeglichenheit, Angstzustände, Schlaf, Selbstverantwortung, Selbstlosigkeit

METEORITE – gesteinsartige Bruchstücke aus dem Weltraum

Heilwirkung: Anämie, Grippe, Strahlen

MILCHQUARZ – milchig, weißer Quarz, transparent bis opak

Heilwirkung: Atemzentrum, Darm, Drüsen, Erdstrahlen, Fettgewebe, Hormonstörungen, Kreislauf, Lunge, Nervensystem, Müdigkeit, Verdauung, Vitalität, Zirbeldrüse

Psyche: Ausgeglichenheit, Empfindsamkeit, Hysterie, Liebesfähigkeit, Friede, Harmonie, Reinigung

MONDSTEIN – durchscheinend, pastellfarbener Kalifeldspat, Seidenglanz schimmernd, beliebteste Varietät bläulich schimmernd

Heilwirkung: Bauchspeicheldrüse, Darmtrakt, Drüsen, Entgiftung, Epiphyse, Geschwüre, Haut, Hypophyse, Hormone, Krebs vorbeugend, Milz, Magengeschwüre, Schwangerschaft, Wassersucht, Wirbel

Psyche: Angst, Ausgeglichenheit, Harmonie, Unbewußtheit, Verhandlungsfähigkeit, Sensibilität, Schizophrenie – Vorsicht, Vollmondeinfluß könnte ihn zu stark machen.

MOOSACHAT - Chalcedon mit grünen, moosähnlichen Hornblendeeinschlüssen
Heilwirkung: Allergien, Blutzucker, Blutgefäße, Bauchspeicheldrüse, Dickdarm, Diabetes, Entgiftung, Entzündung, Geschwüre, Haut, Hemisphären, Kreislauf, Lymphe, Milz, Puls, Sinus, Schwangerschaft, Unterernährung, Viren, Verdauung
Psyche: Sicherheit, Selbstvertrauen

OBSIDIAN - schwarzes, kieselsäurereiches Lavagestein, farbgebende Substanz ist Eisen, Varietät ist Schneeflocken-Obsidian mit weißen flockenartigen Einschlüssen.
Heilwirkung: Bakterien, Darm, Entzündungen, Infektionen, Lebenskraft, Magengeschwüre, Muskelsystem, Verdauung, Zellteilung
Psyche: Erdung, Schutz

ONYX - schwarzer Achat, oft mit weißen Streifen durchzogen
Heilwirkung: Augen, Apathie, Beine, Erdstrahlen, Gehör, Herz, Haut, Haare, Magengeschwüre, Milz, Nerven, Nieren, Nägel, Wetterfühligkeit
Psyche: Angst, Ausgewogenheit, Beziehungen, Klarheit, Leidenschaft, Negativität, Stimmungsschwankungen, Sensibilität, Traurigkeit

OPAL - in allen Farben schimmerndes Gel aus Kieselsäure und Wasser, Spaltfüllungen vulkanischer Gesteine. Opal ist schnell abgekühltes Gel, es hat keine kristalline Struktur
Heilwirkung: Augen, rote und weiße Blutkörperchen, Blutplasma, Kreislauf, Leukämie, Skelett
Psyche: Angst, Apathie, Depressionen, Freude, Intuition, Klarheit, Lethargie, Schutz, Stimmungsschwankungen

PERLE - In Muscheln entstanden aus kohlensaurem Kalk. Unechte Perlen sind aus Muschelschalen gerundete Perlen, ebenfalls aus kohlesaurem Kalk.
Heilwirkung: Blutzellen, Darmtrakt, Geschwüre, Haut, Magengeschwüre, Muskelsystem, Milz, Nerven, Nebennieren, Nymphomanie, Vitalität, Verdauung
Psyche: Angst, Initiative, Intuition, Sensibilität, Stimmungsschwankungen

RAUCHQUARZ - rauchbrauner Bergkristall, Farbgebung durch radioaktive Strahlung des Nachbargesteins
Heilwirkung: Bindegewebe, Bauchspeicheldrüse, Fettgewebe, Fruchtbarkeit, Eierstöcke, Hoden, Herz, Muskelsystem, Nieren, Nerven, Sexorgane
Psyche: Depressionen, Empfindsamkeit

RHODOCHROSIT - rosafarbiges Mangancarbonat, transparent bis opak, streifig
Heilwirkung: Bauchspeicheldrüse, Diabetes, Milz, Nieren, Schläfrigkeit

Psyche: Antrieb, Aufmerksamkeit, Androgonie, Alpträume, Ego, Halluzinationen, Schlafregulierung

RHODONIT – rosafarbiges Mangansilicat mit schwarzem Manganoxyd durchzogen
Heilwirkung: Gehör, Knochen, Lunge
Psyche: Angst, Ausgewogenheit, Klarheit, Sensibilität, Selbstachtung, Selbstvertrauen, Nächstenliebe

RHYOLITH – grünbunte, rötliche, seltener graue Varietät des Porphyr, Liparit genannt entstanden aus saurem, granit-haltigem Lavagestein.
Heilwirkung: vegetatives Nervensystem, Stoffwechsel
Psyche: Ausdruck, Klarheit, Liebesfähigkeit, Selbstachtung

ROSENQUARZ – rosafarbener Quarz, farbgebende Substanz ist Mangan.
Heilwirkung: Blutgefäße, Dickdarm, Enzymbildung, Eierstöcke, Fruchtbarkeit, Geschlechtskrankheiten, Hoden, Herz, Kreislauf, Leber, Lunge, Leukämie, Nieren, parasympathisches Nervensystem
Psyche: Ängste, Ausdruck, Ärger, Kunstverständnis, Selbstvertrauen, Stimmungsschwankungen, Sexprobleme, Schutz, Überheblichkeit, Vergebung

RUBIN – roter Korund, Aluminiumoxyd, farbgebende Substanz ist Chrom, der Stern des Sternrubins entsteht durch Titaneinlagerungen.
Heilwirkung: Augen, Drüsen, Darminfektionen, Fieber, Gewichtsprobleme, Herz, Immunsystem, Kopfschmerzen, Kreislauf, Kinderkrankheiten, Leukämie, Milz, Nase, Nerven, Stoffwechsel, Thymusdrüse, Verdauung
Psyche: Alpträume, Ärger, Beziehungen, Erinnerungsvermögen, Enttäuschung, Freude, Führungskraft, Geiz, Harmonie, Intuition, Leidenschaft, Lethargie, Stimmungsschwankungen, Selbstachtung, Selbstvertrauen, Schizophrenie, Wendigkeit

RUTILQUARZ – golden bis silberne Rutilnadeln aus Titanoxyd in durchsichtigem Quarz
Heilwirkung: allgemein stärkend, Gehirn, Immunsystem, Langlebigkeit, Lebenskraft
Psyche: Depressionen, Lebensfreude

SAPHIR – blauer, grüner, gelber oder violetter Korund, Aluminiumoxyd, farbgebende Substanz ist Eisen und Titan
Heilwirkung: Augen, Augenstar, senkt Blutdruck, Drüsen, Darm, Entgiftung, Erdstrahlen, Fieber, Gehirn, Gallenblase, Hormone, Herz, Hypophyse, Leber, Magengeschwüre, Muskelsystem, Niere, Röntgenstrahlen, Sonnengeflecht, Schmerzen, Schlaf, Wirbel, Verdauung
Psyche: Angst, Ausdruck, Depressionen, Entscheidungsschwierigkeiten, Hyperaktivität, Streß

SARDER – rotbraunes feinfaseriges Quarzaggregat der Chalcedone
Heilwirkung: Darm, Gallenblase, Haut, Leber
Psyche: Angst, Freude, Klarheit, Mut

SARDONYX – rostbrauner, schwarz gemusterter Chalcedon aus Sarder-, Quarz- und Onyxeinlagen
Heilwirkung: Halswirbel, Kehlkopf, Leber, parasympathisches Nervensystem, Schilddrüse, Wirbel
Psyche: Angst, Ausdruck, Depressionen, Demütigungen, Disziplin, Geiz, Intuition, Selbstvertrauen, Tugend

SERPENTIN – lichtgrünes Magnesiumsilicat, durchscheinend bis undurchsichtig
Heilwirkung: rote Blutkörperchen, Drüsen, Herz, Hämoglobin, Lungen, Nieren, Vergiftung, Thymusdrüse
Psyche: Angst, Kindheitserlebnisse

SMARAGD – grüner Beryll, farbgebende Substanz ist Chrom, Vorkommen in Kristallen als Einschlüsse
Heilwirkung: Augen, Bewegungszentrum Blutplasma, Blutdruck, Bauchspeicheldrüse, Bakterien, Epilepsie, Grippen, Haut, Herz, Kreislauf, Kinderkrankheiten, Kopfschmerzen, Lymphe, Leber, Nieren, Nervensystem, Röntgen- u. a. Strahlen, Schizophrenie, Thymusdrüse, Verdauung, Zellteilung
Psyche: Ausdruck, Ausgewogenheit, Ängste, Beziehungen, Harmonie, Vaterprobleme, Erregbarkeit

SODALITH – intensiv blaues Alumosilicat, durchscheinend bis undurchsichtig
Heilwirkung: Lymphe, Mittelhirn, Röntgen- u. a. Strahlen, Vitalität
Psyche: Angst, Mut, Schuldgefühle

SUGILITH – violetter New-Age-Stein aus magmatischem Ursprung. Farbgebende Substanz ist Eisen und Mangan.
Heilwirkung: DNS, Energiefluß, Lymphe, Herz, Narbenentstörung, Sprachzentrum, Zellregeneration
Psyche: Lebensmut, Verfolgungswahn, Meditation

TIGERAUGE – goldbraun, gestreiftes, parallelstengeliges Quarzaggregat, Einlagerung von feinfaserigen Brauneisen, empfindlich gegen Säure
Heilwirkung: Bewegungszentrum, Bakterien, Gelenke, Knochen, Leber
Psyche: Harmonie, gegen Katerbeschwerden, Schutz

TOPAS – gelb, rosa, farblos und hellblaues Tonerdesilicat, farbgebende Substanzen sind Eisen-, Chrom-,Vorkommen in Zinneinlagerungen.

Heilwirkung: allgemein stärkend, Bindehautentzündung, Drüsen, Erdstahlen, Gicht, Hämorrhoiden, Kreislauf, Lymphe, Langlebigkeit, Magengeschwüre, Milz, Nervensystem, Wechseljahre

Psyche: Angst, Ärger, Depressionen, Eifersucht, Exzentrik, Erschöpfung, Leidenschaft, Sorgen, Stimmungsschwankungen, Stärke

TÜRKIS – türkises Tonerde-Phosphat in Knollen, farbgebende Substanz ist Kupfer und Eisen, Vorkommen in spalten aluminiumhaltiger Gesteine.

Heilwirkung: Augen, Augenstar, Anorexie, Entgiftung, Kreislauf, Muskelsystem, Nasenwege, Röntgenstrahlen, Schleimhaut

Psyche: Angst, Ausdrucksvermögen, Ausgewogenheit, Selbstsicherheit, Schutz gegen Fremdeinwirkungen, Selbstsicherheit

TURMALIN – Vielfarbiges Borsilicat als Kristall, farbgebende Substanzen sind Chrom Mangan, Nickel, Kobalt, Titan. Durch Reiben laden sich Turmaline piezoelektrisch auf.

Grüner Turmalin – *Heilwirkung:* Blutvergiftung, Grippe, Galle, Hormone, Herz, Kinderkrankheiten, Lymphe, Niere, Nerven, Thymus, TBC, Zellregneration

Psyche: Ausdruck, Beziehungen, Familiensinn, Harmonie, Konzentration, Schlaf, Stimmungsschwankungen

Schwarzer Turmalin – *Heilwirkung:* Arthritis, Blutvergiftung, Kreislauf, Lesestörungen, Lymphe, Muskelsystem, Nervensystem, Nebenniere, TBC

Psyche: Angst, Desorientierung, Negativität, Konzentration, Schlaf, Selbstlosigkeit

Blauer Turmalin – *Heilwirkung:* Blutvergiftung, Hormone, Immunsystem, Krebs-Vorstadium, Kehlkopf, Lymphe, Lunge, Nacken, Parasympathikus, Stoffwechsel, Schilddrüse, Thymusdrüse, TBC

Psyche: Introvertiertheit, Konzentration, Negatvität, Psychosomatische Krankheiten, Schlaf

Rosa Turmalin, Rubellit – *Heilwirkung:* Arthritis, Blutvergiftung, Entgiftung, Fruchtbarkeit, Geschlechtskrankheiten, Hormone, Herz, Immunsystem, Lymphe, Leber, Menses, Röntgenstrahlen, TBC

Psyche: Angst, ärger, Ausdrucksvermögen, Beziehungen, Enttäuschung, initiative, Konzentration, Psychosomatische Krankheiten, Schlaf, Sexprobleme, Selbstachtung, Willenskraft

Wassermelonenturmalin – *Heilwirkung:* Blutvergiftung, Hormone, Stoffwechsel, TBC

Psyche: Ausdrucksvermögen, Ausgeglichenheit, Negativität, Schlaf

VERSTEINERTES HOLZ – beigebraunes, verkieseltes, versteinertes Holz, meist Mammutbaum, Palmenholz, entweder als faseriger Chalcedon, körniger Jaspis oder amorpher Opal

Heilwirkung: allgemein stärkend, Arthritis, Arterienverkalkung, Blutzellen, Herz, Infektionen, Langlebigkeit, Lebenskraft, Nervensystem, Milz, Rheuma, Stoffwechsel, Skelett, Schilddrüse, Unterernährung, Vitalität
Psyche: Ausgewogenheit, Mut, Rückerinnerungen, Streßabbau

WASSEROPAL – farbloses, transparente Kieselsäure, opalisierend und nicht opalisierend
Heilwirkung: Augen, Leukämie, Magengeschwüre, Milz, Wirbel
Psyche: Ausgeglichenheit, Yin-Yang-Balance, Erdung, Ego, Harmonie, Klarheit, Schutz

ZINNOBER – rot bis bräunliches Quecksilbersulfid
Heilwirkung: weiße Blutkörperchen
Psyche: Langlebigkeit

ZOISIT – grau, grün, gelbliches Calciumalumosilicat, Muttergestein der Korunde
Heilwirkung: Fruchtbarkeit, Hoden, Sexorgane, Zentrales Nervensystem
Psyche: Erdung

Fragenkatalog der Symptome

von A bis Z

Hilfestellung für genaue Ermittlung des geschwächten Elementes

Symptome	Stärken Sie
Aussehen – Gesichtsfarbe	
blaß	Erde neutral, Wasser Yang
rötlich, rot	Yin, besonders in Holz und Feuer
gelblich	Yin in Holz und Erde
trocken, blaß	Feuer Yang
rote Wangen	Metall Yin
weiß	Metall Yang
Aussehen Lippen	
blaß	Erde Yang
rot, trocken	Yin, besonders in Erde
gelb, welk	Erde Yang
Alpträume	Yin in Wasser und Feuer
Abwehrschwäche	Metall Yang
Abmagern	Erde Yang
Abneigung gegen	
Kälte	Yang besonders in Erde und Wasser
Hitze	Yin allgemein
Ängste	Wasser Yin
Antriebslosigkeit	Yang allgemein besonders im Wasser
Aufgetrieben fühlen	Erde Yin
Aufstoßen, übler Geschmack	Erde Yin
Asthma	Wasser, Holz Yang
Augen	
Überempfindlich	Holz Yin
Flimmern	Holz Yang
Sehstörungen	Holz Yang
Augenränder	Wasser Yang
Benommenheit	Yin in Holz und Erde
Blähbauch	Yin in Feuer und Wasser

Symptome	Stärken Sie
Beklemmung	Erde Yin
Blutarmut	Erde Yang
Durstverhalten	
Kein Durst	Yang im allgemeinen
viel Durst	Yin in Feuer und Erde
bevorzugt kalte Getränke	Yin im allgemeinen, besonders Erde
bevorzugt warme Getränke	Yang im allgemeinen
trockener Mund ohne Trinkwunsch	Erde neutral, Holz Yin
trockener Mund, bitterer Geschmack	Holz Yin
Emotionale Ausbrüche	Erde Yin
Energieblockaden spürbare	Erde Yin
Erkältung, Neigung zu	Yang im allgemeinen
Entzündungen	Feuer Yin
Erregbarkeit	Holz Yin
Erröten	Yin im allgemeinen, besonders Erde
Feuchtigkeitsanfälligkeit, Wetter/Kleider	Erde Yang
Erbrechen	Erde Yang
wasserhell	Erde Yang
sauer nach dem Essen	Erde Yin
bitter, flüssig	Erde Yin
Frieren, schnelles	Yang im allgemeinen, besonders im Wasser
Frigidität	Yang in Wasser und Metall
Gefühle	
Trauer	Holz Yin und Metall Yang
Ärger	Holz
Freude	Feuer
Lachen	Feuer
Sorgen	Erde
Ängste	Wasser
Depressionen	Holz Yin und Metall Yang
Gefühlskälte	Yin im allgemeinen, besonders Holz Yin

Symptome	Stärken Sie
Haare, grau	Wasser Yang
Haarausfall	Wasser Yang
Harngrieß	Wasser Yin
Hitze	
Hitze u. Kälteempfinden extrem	Holz Yang
Aufsteigende Hitze	Yin im allgemeinen
Innere Hitze	Holz Yin
Hitzewellen	Feuer Yin
Heiße Hände und Füße	Yin im allgemeinen, besonders Holz, Feuer
Hektik	Yin im allgemeinen
Hunger	
Kein Hunger	Erde Yang
Heißhunger	Yang im allgemeinen, bes. Erde
Ständige Hungergefühle	Erde Yin
Husten	
Mit Auswurf	Holz Yang
mit Blut	Yang von Feuer und Wasser
mit flüssig, weißem Auswurf	Metall Yang
chronisch	Metall Yang
Haut trocken, welk	Metall Yin
Hämorrhoiden	Metall Yang
Herzklopfen bis Herzrasen	Feuer Yang
Hyperaktivität	Yin im allgemeinen
Hysterie	Feuer Yin
Hände und Füße	
kalt	Yang im allgemeinen
heiß	Yin im allgemeinen
dumpf, taub	Erde neutral
steif, taub	Erde Yang
Impotenz	Wasser Yang
Infektionsanfälligkeit	Metall Yang
Kälte	
kalte Gliedmaßen	Yang in Feuer, Erde und Wasser
kalte Extremitäten	Yang im allgemeinen
Kälte empfindlich	Feuer Yang

Symptome	Stärken Sie
Kalte Beine und Füße	Wasser Yang
Kalte Lenden und Hüften	Wasser Yang
Karies	Erde Yin
Konzentrationsmangel	Yang im allgemeinen
Koliken	Yin im allgemeinen
Kopfschmerzen	
Dumpf	Yang im allgemeinen
tags, seitlich	Yin im allgemeinen
seitlich	Holz Yang
pochend	Metall Yang
mit Übelkeit	Erde neutral
Kraftlosigkeit	Feuer Yang
Kurzatmigkeit	Feuer Yang
Kurzer Atem	Yang allgemein und bes. Metall
Krampfadern	Metall Yang
Lachen, übermäßiges	Feuer Yin
Leise Stimme	Metall Yang
Lichtempfindlichkeit	Yin und Yang, neutral Holz und Wasser
Magenverstimmung	Erde Yang
Manien	Erde neutral
Mentale Unruhe	Erde neutral
Menses, schwache Blutung	Wasser Yin
Menses, schmerzhaft	Metall Yang
Mundgeruch	Erde Yin
Mundgeschmack	
fad	Erde Yang
bitter	Erde Yang
salzig	Wasser Yin
süß	Feuer Yin
Müdigkeit ständig	Wasser Yang
Muskelschwäche	Holz Yang
Muskelkrämpfe	Holz Yin
Morgenmuffel	Metall Yang
Narben	Metall Yang
Nackensteife	Holz Yang

Symptome	Stärken Sie
Nasenbluten	Erde neutral
Nervosität	Yin im allgemeinen
Ohnmachtsanfälle, plötzliche	Feuer Yin
Ohrenrauschen, -geräusche	Yang in Wasser und Holz
Ödeme, Wasseransammlungen	Yang in Wasser, Erde, Metall
Potenzstörungen	Yin in Wasser und Metall
Rastlosigkeit	Feuer Yin
Reden	
übermäßig viel	Feuer Yin
zu wenig, wortkarg	Yin in Metall und Holz
Reizbarkeit	Holz Yin
Schlaf	
Schlafstörungen	Yin in Holz, Feuer und Erde
Schlaflosigkeit	Erde neutral
Schlafsucht	Yang im allgemeinen
kann nicht auf dem Rücken liegen	Metall Yang
Schleimbildung	Yang im allgemeinem
Schmerzen	
Bauch, Unterbauch	Feuer Yang
Bauch, unregelmäßig	Erde Yin
Bauch aufgetrieben	Erde Yang
Brust und Seiten	Holz Yin
Brust und Stiche	Feuer Yin
Herz, unterhalb	Feuer Yang
Hoden	Feuer Yin
Magengegend, brennend	Erde Yin
Thorax	Metall Yang
Schweiß	
Schweißausbrüche	Yin im allgemeinen
Nachts	Yin in Wasser und Feuer
Kalter Schweiß	Yang in Feuer und Wasser
Spontan	Erde neutral
Schluckauf mit Aufstoßen	Erde neutral
Schnupfen	Metall Yang
Schwäche	Metall Yang
Schwellungen	Wasser Yang

Symptome	Stärken Sie
Schweregefühl	Yang im allgemeinen, besonders in Erde
Schwerhörigkeit	Wasser Yang
Schwindelgefühle	Yin in Erde, Feuer und Wasser
Spannungsatmung	Erde neutral
Spannungszustände	Metall Yang
Spermathorroe	Feuer Yang
Taubheit des Gehörs	Wasser Yang
Temperatur, Neigung zu erhöhter	Wasser Yin
Tinnitus	Yang in Wasser und Holz
Tumore	Metall Yang
Übelkeit	Erde Yang
Ungeduld	Yin im allgemeinen
Unlust	Yang im allgemeinen
Unruhe	Yin in Feuer und Erde
Übergewicht	
Wegen Wasseransammlungen	Yang im allgemeinen
Wegen Fettpolstern	Yin im allgemeinen
Variszen	Metall
Vergeßlichkeit	Yang im allgemeinen, bes. Feuer
Verkrampfungen	Holz Yin
Völlegefühl in Brust und Kopf	Holz Yang
Wasseransammlungen	Wasser Yang
Wetterfühligkeit	Metall Yang
Zahnfleischbluten	Erde Yin
Zahnschmerzen	Erde Yin
Zittern	Holz Yang
Zugempfindlichkeit	Holz Yang

Zusammenhänge und Entsprechungen der Elemente

Holz	Feuer	Erde	Metall	Wasser
Frühling	Sommer	Spätsommer	Herbst	Winter
Morgen	Mittag	Nachmittag	Abend	Nacht
Osten	Süden	Mitte	Westen	Norden
Wind	Hitze	Feuchtigkeit	Trockenheit	Kälte
Leber	Herz	Milz-Pankreas	Lunge	Niere
Gallenblase	Dünndarm	Magen	Dickdarm	Blase
Muskeln	Gefäße	Fleisch	Haut	Knochen
Nerven	z. B. Adern	–	–	Gelenke
Sehnen	Leitbahnen	–	–	Knochenmark
Nägel	Gesicht	Lippen	Körperhaar	Kopfhaar
Augen	Zunge	Mund	Nase	Ohren
Sehen	Schmecken	Fühlen	Riechen	Hören
Füße	Kopf	Torso	Schenkel	Knie
Tränen	Schweiß	Speichel	Nasenschleim	Speichel
Schreien	Lachen	Singen	Klagen	Seufzen
Wut	Freude	Sorgen	Trauer	Ängste
Seele	Göttliches	Denken	Nachgeben	Willenskraft
Sauer	Bitter	Süß	Scharf	Salzig
Ranzig	Verbrannt	Duftend	Metallisch	Faulig
Grün	Rot	Gelb	Weiß	Schwarz
Erzeugen	Blühen	Stabilisieren	Kontrahieren	Sammeln
Kneten, Ziehen	Lodern	Benetzen	Auflösen	Zittern
Entschlossenheit	Vitalität	Harmonie	Standhaftigkeit	Wille
Wärmend	Heiß	Lau	Kühlend	Kalt
Jupiter	Mars	Saturn	Venus	Merkur
Klarheit	Tatkraft	Nachdenken	Geduld	Realitätssinn
Neugier	Überblick	Mitgefühl	Vernunft	Objektivität

Adressen

Ausbildung, Seminare und Urlaub mit Edelsteinen:
Elke Lopes
Strückhauserstr. 39
D-26939 Ovelgönne
Tel. 04480-1661
www.kristallheilungszentrum.de

Seminare und Ausbildungen in Steilheilkunde:
Elke Lopes, Sigari Gartung
Zschachenmühle 1
D-07368 bei Wurzbach
Thüringen
Tel. 036652 - 28028
Fax 036652 - 28029
info@zschachenmuehle.de

Im selben Verlag

Dieses Buch ist die Essenz jahrzehntelanger Forschungen von Wolfgang Maier und Michael Gienger. Beide sind mit der Traditionellen Chinesischen Medizin und der Steinheilkunde seit langem vertraut. In diesem Buch stellen sie Heilsteine zur Organuhr vor, die ursächlich wirken, d. h. energetische Störungen schon an ihrer Wurzel ausgleichen und beheben. Daraus entstehen sowohl für ÄrztInnen, HeilpraktikerInnen und TherapeutInnen als auch für interessierte Laien wertvolle Möglichkeiten zur Gesundheitspflege oder Heilung.

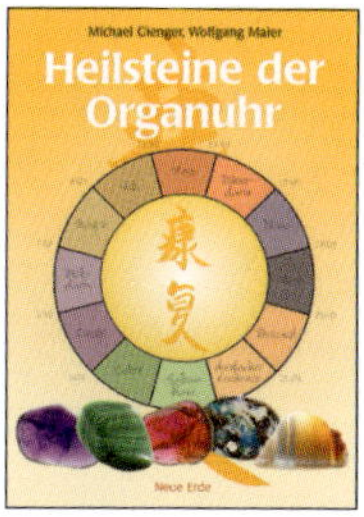

Michael Gienger, Wolfgang Maier
Heilsteine der Organuhr
Pb., 128 Seiten, durchgehend farbig illustriert
ISBN 978-3-89060-251-6

Voraussichtlich 2010 erscheint:

Esoterische Steinheilkunde
Band 2:
Seelische Gesundheit mit Heilsteinen und den Fünf Elementen

Wenn wir mit Hilfe des Ausgleichs der Elemente unseren physischen Körper ausbalancieren, stoßen wir unweigerlich auf die emotionalen Blockaden, die wir uns als Kind zum Schutz aufgebaut haben. Unsere kindlichen Ängste, nicht überleben zu können, wenn wir uns selbst unverstellt zum Ausdruck bringen, war der Grund für diese Blockaden.

Als Erwachsene lassen uns die Blockaden jedoch krank werden. Wenn wir sie lösen, begegnen wir den kindlichen Ängsten und müssen als Erwachsene erst lernen, neu damit umzugehen.

Dafür soll Ihnen Band 2 eine Hilfe sein. So, wie der erste Band für Ihr körperliches Wohlbefinden, soll der zweite Band für Ihr seelisches Wohlbefinden eine Anleitung geben. Mit Edelsteinen und den Fünf Elementen können Sie auf eine schöne Art für sich selbst sorgen.

Sie finden unsere Bücher in Ihrer Buchhandlung oder im Internet unter **www.neue-erde.de**

Bücher suchen unter: **www.buchhandel.de**. (Hier finden Sie alle lieferbaren Bücher und eine Bestellmöglichkeit über eine Buchhandlung Ihrer Wahl.)

Bitte fordern Sie unser Gesamtverzeichnis an unter

NEUE ERDE GmbH
Cecilienstr. 29 · D-66111 Saarbrücken
Fax: 0681 390 41 02 · info@neue-erde.de

NEUE ERDE